川島隆太教授の健康パズル

おもしろ！脳活パズル 120日

監修 川島隆太（東北大学教授）

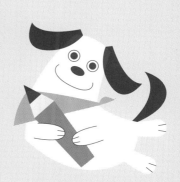

はじめに（脳活性解説）	2
ドリル（1〜120日）	4
解答	124

学研

はじめに

東北大学教授　川島隆太

脳活パズルで遊びながら脳を鍛えましょう

　私が取り組んでいる「脳イメージング研究」は、ＭＲＩや光トポグラフィのような機械で脳を撮影し、流れている血液の量に応じて、脳のどの部分が働いているかを調べるというものです。

　この研究から、「文字を書く」「声に出して読む（音読）」「単純計算」が、脳の前頭葉にある前頭前野を大変活発に働かせることが科学的にわかっており、また、本書にある問題も脳の活性化に高い効果があることが実験でわかりました。

　脳の前頭前野は、人間が人間らしい生活をするために必要な高度な働きをする、脳の中でもっとも重要な場所です。本書のパズルでここを鍛えるということが、「考える力」「生きる力」をより向上させることにもつながります。

　本書は、言葉の思い出し、絵の間違い探し、数字パズルなど様々な問題に取り組めるように構成しています。また書き込み式ですから、毎日続けることによって脳がどんどん活性化していきます。

　脳が元気なのは朝。朝の日課に取り入れてもいいですね。

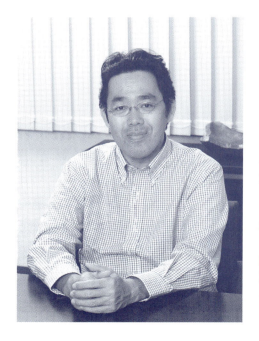

川島隆太教授

東北大学　加齢医学研究所所長
1959年千葉県に生まれる。
1985年東北大学医学部卒業。同大学院医学研究科修了。医学博士。スウェーデン王国カロリンスカ研究所客員研究員、東北大学助手、同専任講師を経て、現在同大学教授として高次脳機能の解明研究を行う。脳のどの部分にどのような機能があるのかを調べる研究の、日本における第一人者。

楽しみながら脳の健康を守りましょう

　どんな作業で脳が活性化するのかを調べるために、多数の実験を東北大学と学研との共同研究によって行いました。この研究により、本書にある問題を解く作業で実験したところ、前頭葉の働きが大変活発になることがわかりました。

　実験は、本書と同様のイラスト間違い探し、漢字問題、単純計算を解く作業を、光トポグラフィという装置を用いて、脳の血流の変化を調べていきました（下の写真が実験の様子です）。その結果、下の画像を見てわかるとおり、安静時に比べて問題を解いているときは、脳の血流が増え、活性化していることが最新の脳科学によって判明したのです。

　本書では、様々な脳活パズルを掲載しています。興味・関心を持って取り組め、目的意識も引き出しやすく、脳の活性化に適しています。本書のパズルで、ぜひ毎日、脳を鍛えていきましょう。

「脳活性」実験の様子

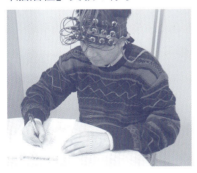

「光トポグラフィ」という装置で脳血流の変化を調べます。本書にあるパズルが、前頭葉の活性化に効果があることが実験でわかりました。

安静時の脳

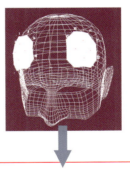

白く表示されているのは、脳が安静時の状態にあることを示しています。

前頭葉の働きが活発に！

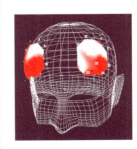

イラスト間違い探しを解いているとき

問題に取り組むと、前頭葉の血流が増え脳が活性化します。

1日 同じもの探し

▶見本の絵と同じ絵を、下の中から1つ探して記号で答えましょう。

見本

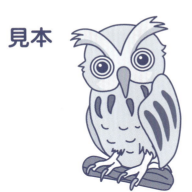

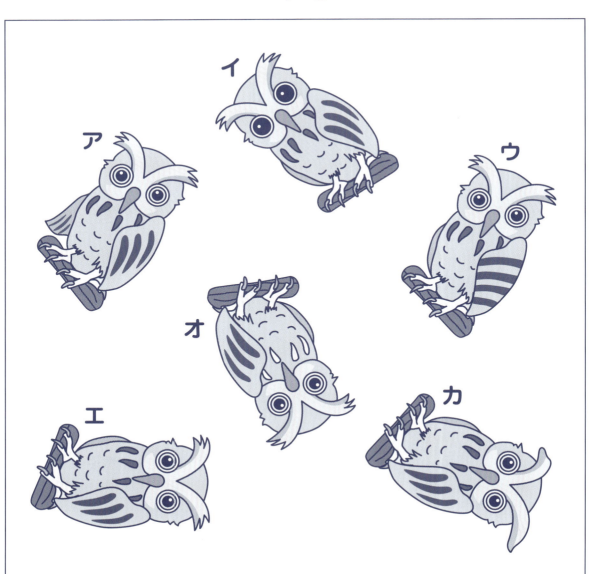

2日 お魚たし算、多い方はどっち？

▶ 1匹あたり、大きい魚（🐟）は「3」、小さい魚（🐟）は「1」です。
　AとB、それぞれの合計を計算し、多い方を答えましょう。

1 A　合計 [　　　]　　B　合計 [　　　]

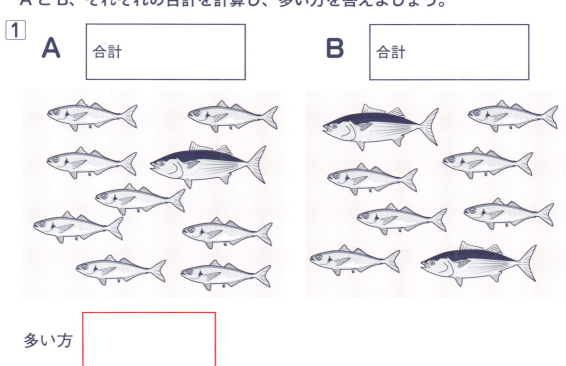

多い方 [　　　]

2 A　合計 [　　　]　　B　合計 [　　　]

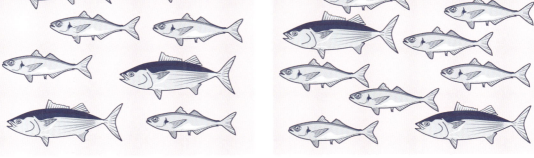

多い方 [　　　]

3日 イラスト仲間はずれパズル

正答 　／2問
答え→P.124

▶次の絵の中に、それぞれ1つだけ違うものがあります。それを探し、○で囲みましょう。

1

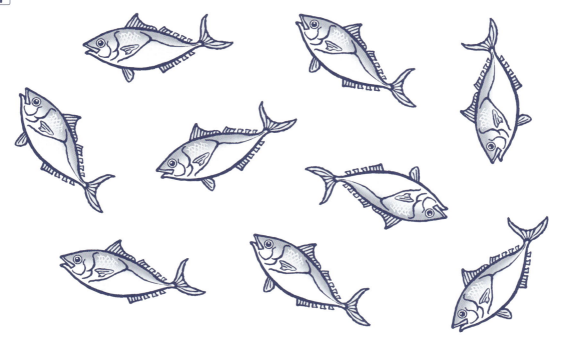

2

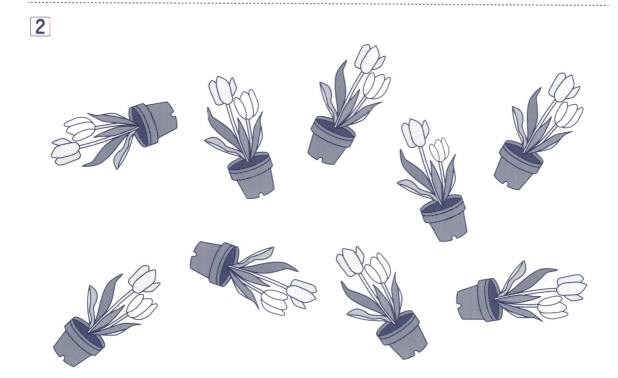

4日 四字熟語見つけた

▶「リスト」の漢字をマスにあてはめて、5つの四字熟語をつくりましょう。

1

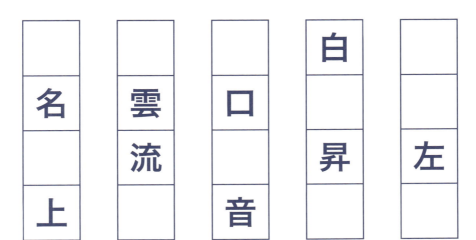

1のリスト: 日 往 水 返 行 同 右 汚 天 異 往

2

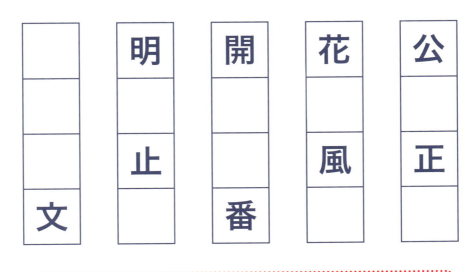

2のリスト: 水 明 三 鏡 月 束 鳥 二 口 一 大

5日 イラスト間違い探し

▶下の絵には7か所、上と異なる部分があります。それを探して〇で囲みましょう。

間違い 7か所

正

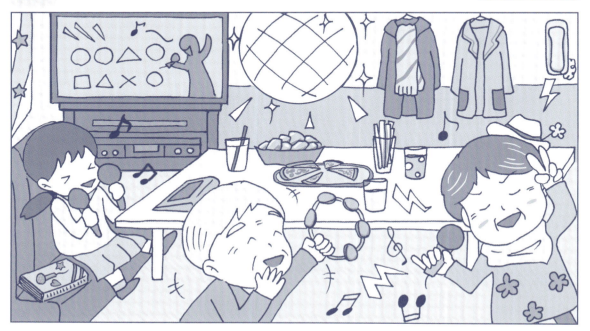

誤

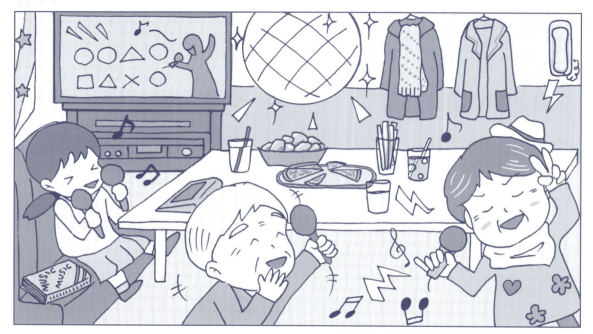

6日 漢字仲間はずれクイズ

正答 ／4問
答え→ P.124

▶次の漢字は、「植物」にちなんだ漢字です。この中に仲間はずれの漢字が4つあります。その漢字を答えましょう。

松　柿　梅　桐
　　樹
椿　　机　　椎
　梓　榎　杉　村
欅　栃　根　桜
　械　林　校　枯
　　校　樫　椋
　　　檜

〈仲間はずれの漢字〉

7日 そろばん計算パズル

▶そろばんの絵を見て、計算の答えを数字で書きましょう。数字をメモして計算しても OK です。

正答 /7問
答え→P.125

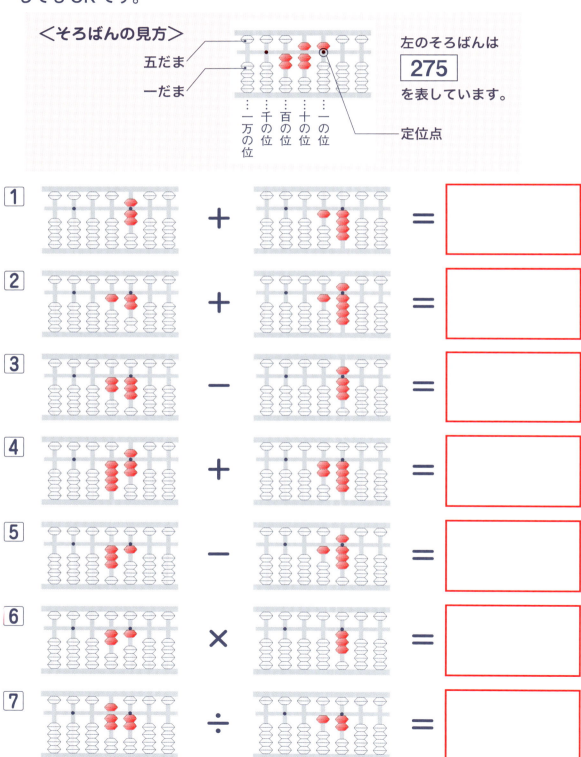

8日 2字熟語をつくろう

正答 ／5問
答え→ P.125

▶周りにある5つの漢字と組み合わせて熟語となる共通の漢字1字を、真ん中の◎に書きましょう。熟語によって中から外へ、外から中へ読むものがあります。

1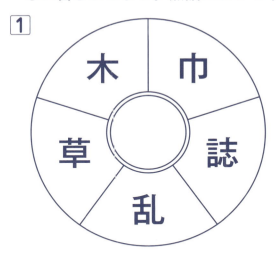

（例）「大人」「広大」「大豆」「壮大」「大空」ができます。

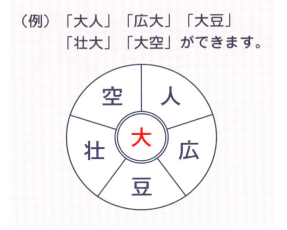

2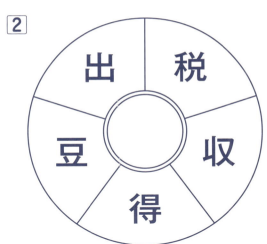

4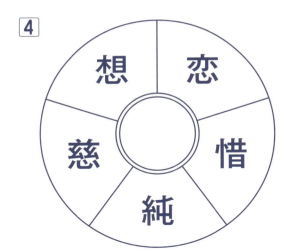

3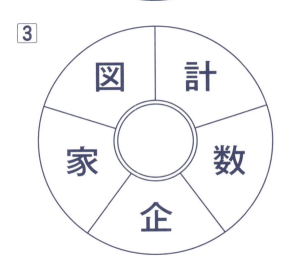

5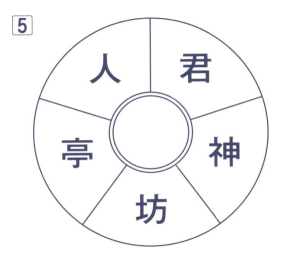

9日 ひらがなでぐるぐるしりとり

▶右回りに読むと、例のように□の字でしりとりになっています。空いているマスにあてはまるひらがなを、リストから選んで書きましょう。

※小さい「ょ」などは大きい「よ」として表示しています。

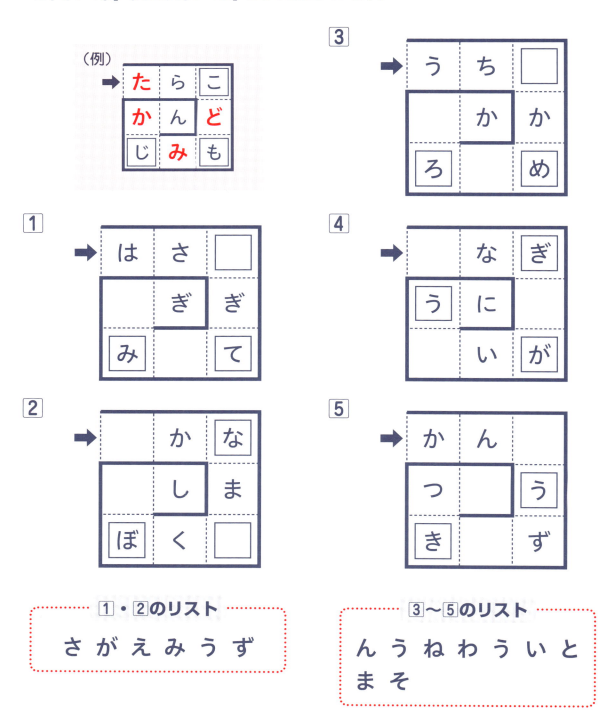

10日 お金パズル

▶ イラストを見て、合計額を答えましょう。メモして計算しても OK です。

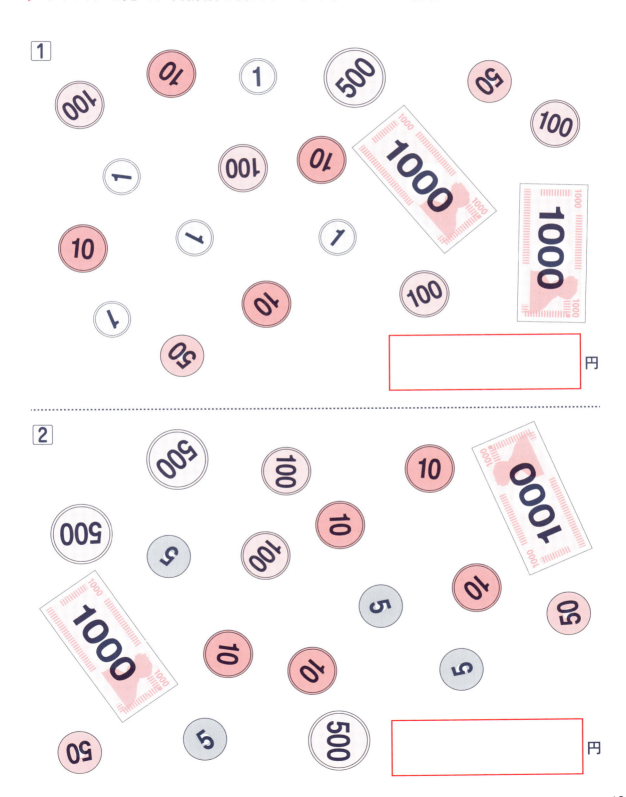

月　　日

11日 漢字絵まちがい探し

正答　／6問

答え→P.125

▶「蛇とネズミ」がテーマの漢字絵です。この中に、周囲とちがう漢字が６つまざっていますので、それを探し、〇で囲みましょう。

間違い６か所

　　　　　　　　　　蛇蛇蛇蛇蛇蛇蛇蛇蛇蛇蛇蛇蛇蛇蛇蛇蛇蛇蛇蛇蛇蛇蛇蛇蛇蛇蛇蛇蛇蛇蛇
　　　　　　　　　蛇蛇蛇蛇蛇蛇蛇蛇蛇蛇蛇蛇蛇蛇蛇蛇蛇蛇蛇蛇蛇蛇蛇蛇蛇蛇蛇蛇蛇蛇虻蛇
　　　　　　　　　蛇蛇蛇蛇蛇蛇蛇　　　　　　　　　　　　　　　　蛇蛇蛇蛇蛇蛇蛇蛇蛇
　　　　　　　　　蛇蛇宛蛇蛇　　　　　　　　　　　　　　　　　　　　　　蛇蛇蛇蛇蛇
　　　　　　　　　　蛇蛇蛇蛇　　　　　　　　　　　　　　　　　　　　　　　蛇蛇蛇蛇
　　　　　　　　　　　蛇蛇蛇蛇　　　　　　　　　　　　　　　　　　　　　　蛇蛇蛇蛇
　　　　　　　　　　　　蛇蛇蛇蛇　　　　　　　　　　　　　　　　　　　　　蛇蛇蛇蛇
　　　　　　　　　　　　　蛇蛇蛇　　　　　　　　　　　　　　　　　　　蛇蛇蛇蛇蛇蛇
　　　　　　　　　　　　　蛇蛇蛇　　　　　　　　　　　　　　　　蛇蛇蛇蛇蛇蛇蛇蛇蛇
　　　　　　　　　　　　　蛇蛇蛇　　　　　　　　　　　　　蛇蛇蛇蛇蛇蛇蛇蛇蛇蛇蛇蛇
　　　　　　　　　　蛇蛇蛇蛇蛇　　　　　　　　　　　　　蛇蛇蛇蛇蛇蛇蛇蛇貯蛇蛇蛇蛇
　　　　　　蛇蛇蛇蛇蛇蛇蛇蛇　　　　　　　　　　　　蛇蛇蛇蛇蛇蛇蛇蛇蛇蛇蛇蛇蛇蛇
　　　　　　　　　蛇蛇蛇　　　　　　　　　　　　蛇蛇蛇蛇蛇蛇蛇蛇蛇蛇蛇蛇蛇蛇
　　　　　　　　　　　　　　　　　　　　　　　蛇蛇蛇蛇蛇蛇蛇蛇蛇蛇蛇蛇
　　　　　　　　　　　　　　　　　　　　　蛇蛇蛇蛇蛇蛇蛇蛇蛇蛇蛇
　　　　　　　　　　　　　　　　　　　　蛇蛇蛇　蛇蛇蛇蛇蛇蛇蛇
　　　　　　　　　　　　　　　　　　　蛇蛇蛇　蛇蛇蛇　蛇蛇蛇
　　　　　　　　　　　　　　　　　　蛇蛇蛇蛇蛇蛇蛇　　蛇蛇
　　　　　　　　　草　　　　　　　　蛇蛇蛇蛇蛇蛇　　　蛇蛇
　　　　草　　　草草草　　　　　　蛇蛇蛇蛇蛇蛇　　蛇蛇蛇
　　　草草草　草草草草草　　　　　蛇蛇蛇蛇蛇　　蛇蛇蛇
　　草草草草草草草草草草草　　　　蛇蛇蛇蛇　　　蛇蛇
　　草草草草草草草草草草草　　　　蛇蛇
　草草草草草草草草草草草草草

　　　　　　　　　　　　　　　　　　　　　　　　　　　　　　　　　　　草
　　　　　　　　　　　　　　　　　　　　　　　　　　　　　　　　　草　　　草草草
　　　　　　　　　　　　　　　　　　　　　　　　　　　　　　　　草草草　草草草草草
　　　　　　　　　　　　鼠鼠　　　　　　　　　　　　　　　　　草草草草草草草草草草
　　　　　　　　　　　鼠鼠漏鼠　　　　　　　　　　　　　　　　草草草草草草草草草草
　　　　　　　　　　　鼠鼠鼠鼠　　　　　鼠　　　　　　　　　草草草草草草草草草草草
　　　　　　　　　　　　鼠鼠鼠鼠鼠鼠鼠鼠
　　　　　　　　　　　　　鼠鼠鼠　鼠鼠鼠
　　　　　　　　　　　　　鼠鼠鼠鼠鼠鼠鼠
　尾　　　　　　　　　　鼠鼠鼠鼠鼠鼠鼠鼠
尾　　　　　　　　　　鼠鼠鼠鼠鼠鼠鼠鼠
尾尾尾尾尾　　　　　鼠鼠鼠鼠鼠鼠鼠鼠鼠　　　　　　　　　　　　　　　　　　　　　草
　　　　尾　　　　　鼠鼠鼠鼠鼠鼠鼠鼠鼠　　　　　　　　　　　　　　　　草　　　草草
　　　尾　　　　　　鼠鼠鼠鼠鼠鼠鼠鼠鼠　　　　　　　　　　　草　　　草草草　草草草
　　尼　　　尾尾　　鼠鼠鼠鼠鼠鼠鼠鼠　　　　　　　　　　　草草草　草草草草草草草草
　　尾　　尾尾尾尾　鼠鼠鼠鼠鼠鼠鼠鼠　　　　　　　　　　草草草草草草草草草早草草草
　　尾尾尾尾　　尾尾鼠鼠鼠鼠鼠　　鼠鼠鼠鼠　　　　　　　草草草草草草草草草草草草草
　　　　　　　　　　　　　　　　　　　　　　　　　　　草草草草草草草草草草草草草草

12日 都道府県名シークワーズ

▶ リストの言葉をタテ・ヨコ・ナナメの8方向から探して、「沖縄」のように線を引きましょう。その後、つかわずに残った文字をつかって、都道府県名をつくりましょう。

縄	大	阪	香	阜	岐	媛	愛
沖	分	玉	良	川	潟	秋	知
北	野	埼	石	奈	新	城	田
崎	長	海	佐	神	馬	茨	井
宮	城	口	賀	滋	群	道	福
和	形	山	岡	静	広	島	根
手	歌	東	京	三	徳	児	鳥
岩	富	山	梨	都	重	鹿	取

リスト 見つけた言葉には ☑ を入れましょう。

□大阪 □鳥取 □愛知 □徳島 □京都 □岩手 □奈良 □香川
□山形 □富山 □愛媛 □東京 □大分 □佐賀 □長野 □群馬
□新潟 □岐阜 □秋田 □茨城 □長崎 □福井 □福島 □島根
□三重 □静岡 □岡山 □山口 □宮城 □滋賀 □山梨 □石川
□埼玉 □広島 □宮崎 □鹿児島 □和歌山 □神奈川

※ 言葉は右から左、下から上につながることもあります。また、1つの文字を複数の言葉で共有することもあります。

できた都道府県

13日 慣用句カードパズル

▶ カードに書かれた文字を組み合わせて、慣用句を2つずつつくりましょう。

1

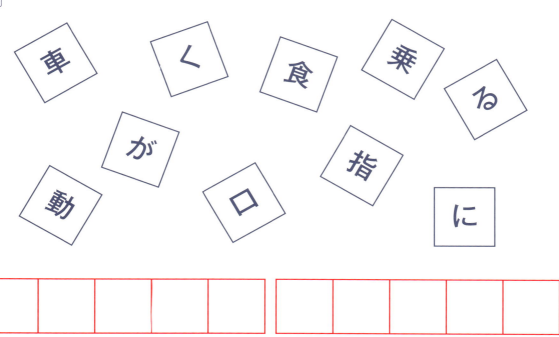

2

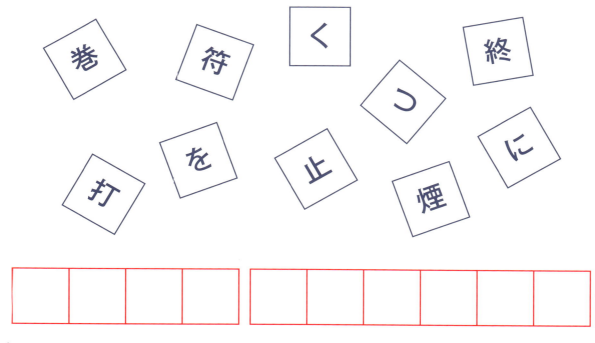

14日 地図間違い探し

正答 /6問
答え→ P.126

▶下の地図には6か所、上と異なる部分があります。それを探して〇で囲みましょう。

間違い **6か所**

正

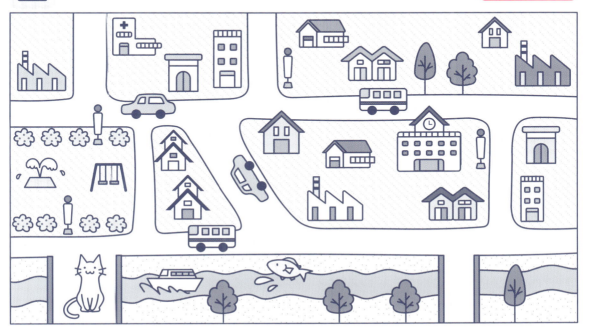

誤

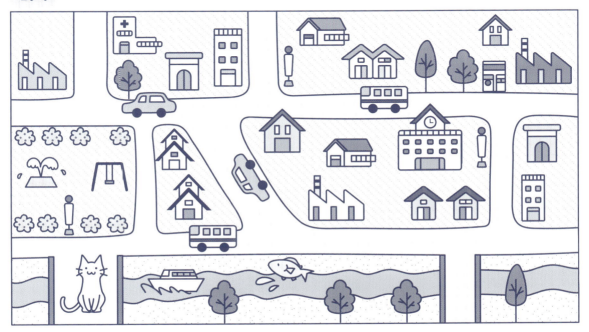

15日 三字熟語しりとり迷路

▶ 三字熟語でしりとりをしながら、スタートからゴールまで進みましょう。ただし、ナナメには進めません。また、言葉の途中で曲がることがあります。

正答 /16問
答え→ P.126

スタート

売	手	日	本	一	雲	夏	運	柱	茶
上	金	曜	蜘	体	感	想	刺	鉄	瓶
話	列	蟻	接	物	販	文	庫	三	線
誠	行	塚	客	返	弁	売	本	鬼	餅
仁	戸	伎	舞	歌	早	所	場	笑	臼
朴	井	天	台	答	地	有	利	宇	杵
街	裏	財	扇	俳	獄	歴	玄	家	古
道	光	弁	情	学	耳	口	関	一	声
祖	大	集	題	問	人	工	次	第	楽
元	成	人	集	大	成	人	式	面	家

ゴール

16日 野菜たし算

正答 /4問
答え→P.126

▶ 1個あたりの値段をもとに、合計額を答えましょう。メモして計算してもOKです。

《1個あたり》
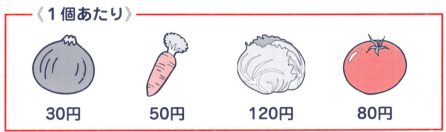
30円　50円　120円　80円

1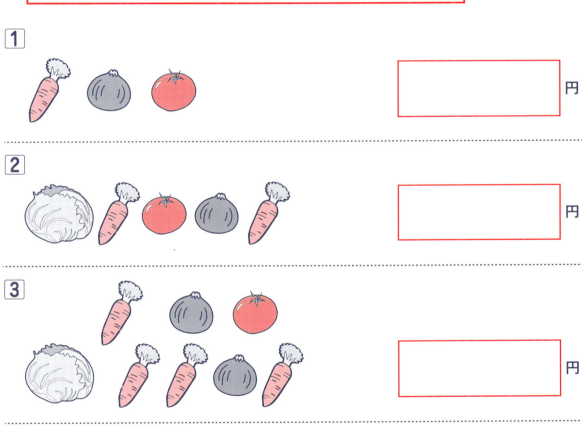
□ 円

2
□ 円

3
□ 円

4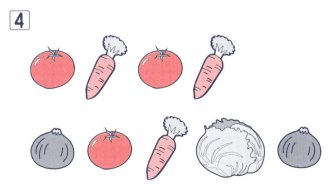
□ 円

17日 漢字つめクロスワード

▶「リスト」の漢字を一度ずつマスにあてはめて、クロスワードを完成させましょう。

正答 ／20問
答え→ P.126

リスト

保 完 無 久 室 地 地 売 出 下
私 私 後 的 気 所 人 作 向 温

18日 お金パズル

▶イラストを見て、合計額を答えましょう。メモして計算しても OK です。

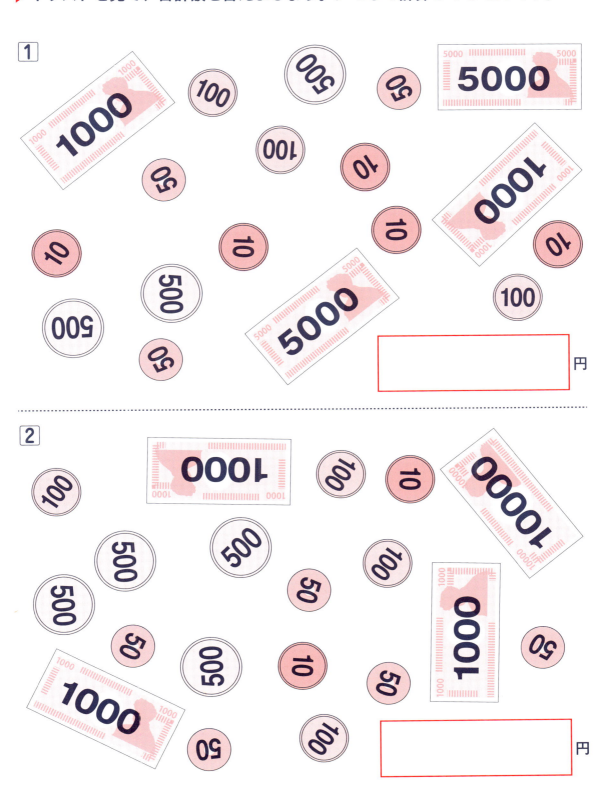

19日 動物しりとり迷路

正答 ／11問
答え→P.127

▶ 動物の名前でしりとりをしながら、スタートからゴールまで進みましょう。ただし、ナナメには進めません。また、言葉の途中で曲がることがあります。

※小さい「っ」などは大きい「つ」として表示しています。

スタート

ひ	ぐ	え	か	ま	を	へ	こ	い	げ
よ	ま	ん	と	ん	あ	に	り	ご	け
る	し	れ	ひ	ひ	ら	べ	す	ら	ほ
と	く	あ	じ	に	め	だ	ち	ね	よ
ひ	れ	び	こ	が	け	か	う	あ	み
る	ぽ	す	ら	か	し	も	ち	な	へ
べ	か	い	に	う	げ	ば	む	く	は
ふ	ん	ぎ	ゆ	か	ざ	ま	ん	ぼ	う
す	こ	ぱ	う	し	ま	う	ぬ	る	さ
い	の	り	み	ん	ぐ	ほ	い	わ	ぎ

ゴール

20日 漢字仲間はずれクイズ

正答 ／4問
答え→ P.127

▶次の漢字は、「色」を表す漢字です。この中に仲間はずれの漢字が4つあります。その漢字を答えましょう。

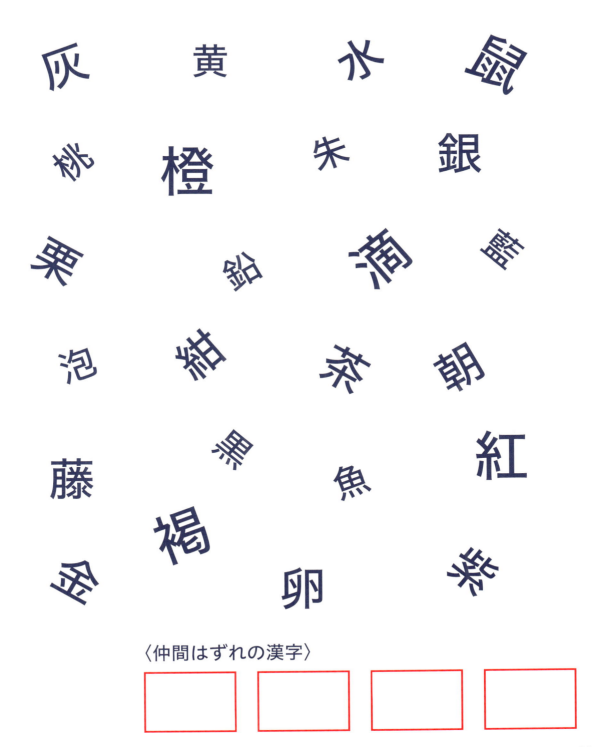

〈仲間はずれの漢字〉

21日 数字絵まちがい探し

正答　/8問
答え→P.127

▶下の数字絵には、上と違っているところがあります。下の絵の間違いに〇をつけましょう。間違いの数字1つずつについて1か所として数えてください。

間違い 8か所

正

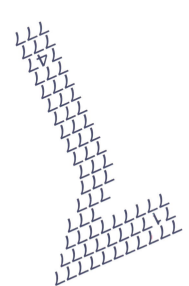
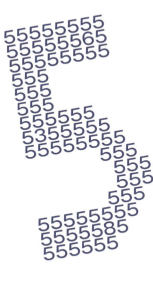
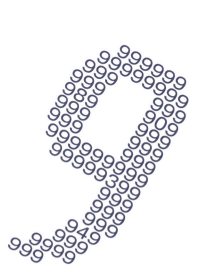

誤

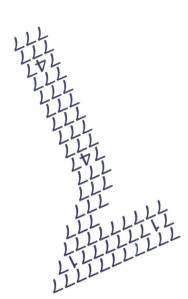
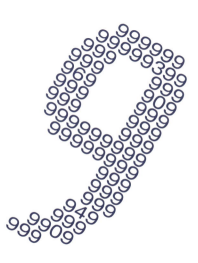

22日 四字熟語見つけた

正答 ／22問
答え→ P.127

▶「リスト」の漢字をマスにあてはめて、5つの四字熟語をつくりましょう。

1

		直		葉
期	給		物	
一				
			車	節
		動		

1のリスト: 足　不　枝　立　自　一　列　自　貨　末　会

2

途	性	雑	種	
多		怪		
				道
	剤	良		

2のリスト: 断　改　洗　中　語　品　奇　複　前　難　言

23日 同じもの探し

▶見本の絵と同じ絵を、下の中から１つ探して記号で答えましょう。

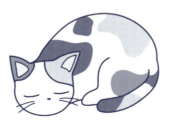

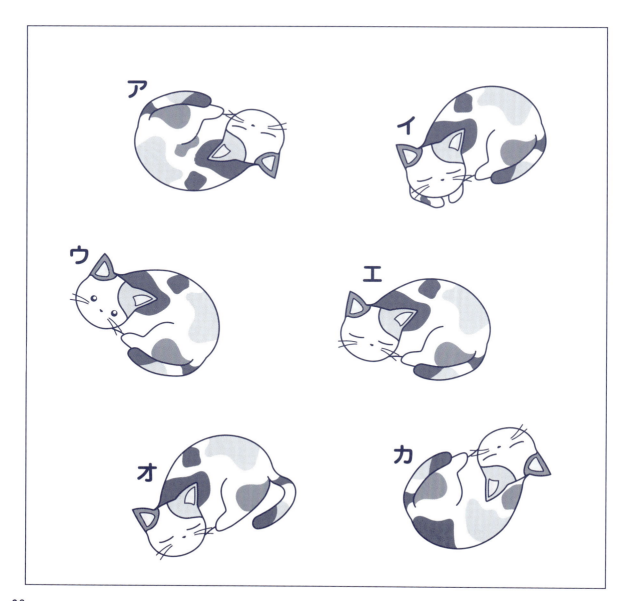

24日 トランプたし算

▶トランプのマークごとにすべてのカード番号を足しましょう。
A = 1、J = 11、Q = 12、K = 13 です。

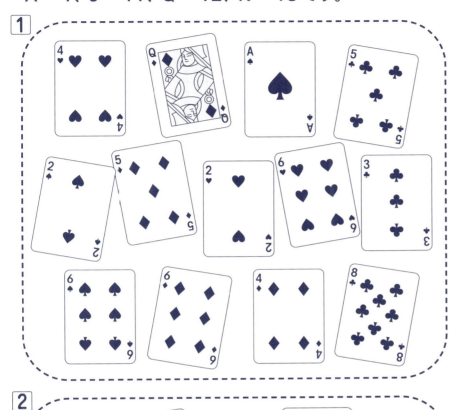

1

♠の数の合計

♥の数の合計

♣の数の合計

♦の数の合計

2

♠の数の合計

♥の数の合計

♣の数の合計

♦の数の合計

25日 漢字絵まちがい探し

月　日

正答 ／7問
答え→P.128

▶「玉で遊ぶ猫」がテーマの漢字絵です。この中に、周囲とちがう漢字が7つまざっていますので、それを探し、○で囲みましょう。

間違い 7か所

26日 国名シークワーズ

▶ リストの言葉をタテ・ヨコ・ナナメの8方向から探して、「アメリカ」のように線を引きましょう。その後、つかわずに残った文字をつかって、国名をつくりましょう。

カ	メ	ル	ー	ン	イ	ペ	ス
リ	ト	ア	ニ	ア	オ	ル	ラ
メ	キ	シ	コ	ン	ゴ	ド	バ
ア	リ	タ	イ	ン	ア	ア	ヌ
ニ	フ	ラ	ン	ス	ビ	ク	ア
マ	ア	ニ	ギ	ダ	ミ	エ	ツ
ー	ギ	ル	ベ	ト	ナ	ム	イ
ル	キ	フ	ィ	ン	ラ	ン	ド

リスト 見つけた言葉には☑を入れましょう。
- ☐ コンゴ ☐ スペイン ☐ ドイツ ☐ ベトナム
- ☐ イタリア ☐ フィンランド ☐ ベルギー ☐ キルギス
- ☐ リトアニア ☐ フランス ☐ エクアドル ☐ ギニア
- ☐ カメルーン ☐ メキシコ ☐ バヌアツ ☐ ルーマニア
- ☐ ナミビア

※ 言葉は右から左、下から上につながることもあります。また、1つの文字を複数の言葉で共有することもあります。

できた国名

27日 イラスト仲間はずれパズル

▶次の絵の中に、それぞれ1つだけ違うものがあります。それを探し、○で囲みましょう。

1

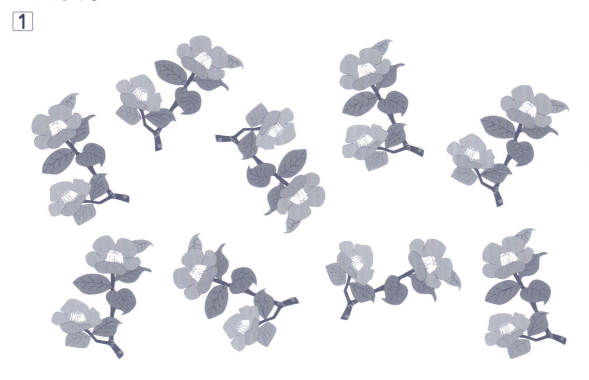

2

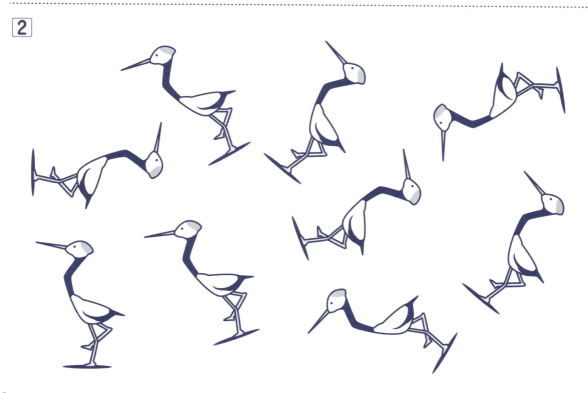

28日 四字熟語見つけた

▶「リスト」の漢字をマスにあてはめて、5つの四字熟語をつくりましょう。

①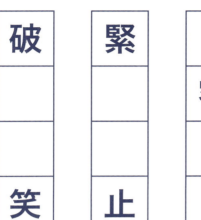

[1のリスト] 一 急 名 顔 後 葉　万 千 停 空 来

②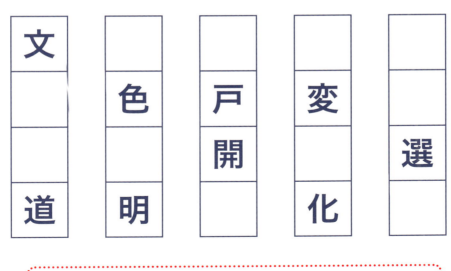

[2のリスト] 透 取 両 放 無 武　千 門 捨 万 択

29日 フルーツたし算、多い方はどっち？

正答 ／6問
答え→P.128

▶ 1個あたり、リンゴ（🍎）は「3」、ミカン（🍊）は「2」です。
　AとB、それぞれの合計を計算し、多い方を答えましょう。

1 A 合計　　　　B 合計

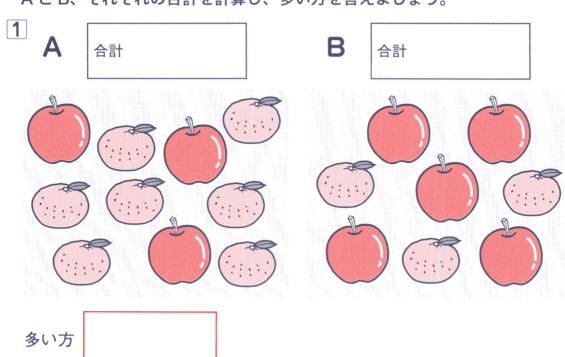

多い方 ☐

2 A 合計　　　　B 合計

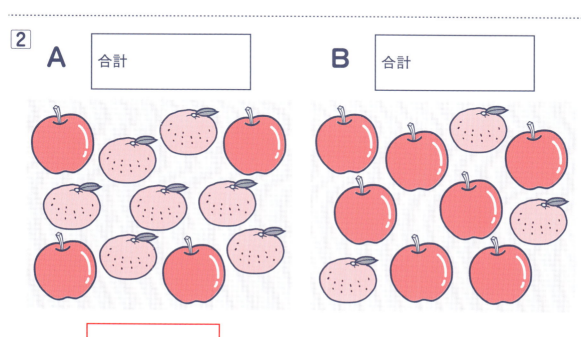

多い方 ☐

30日 ひらがなでぐるぐるしりとり

▶ 右回りに読むと、□の字でしりとりになっています。空いているマスにあてはまるひらがなを、リストから選んで書きましょう。

※小さい「ょ」などは大きい「よ」として表示しています。解き方の例は12ページです。

1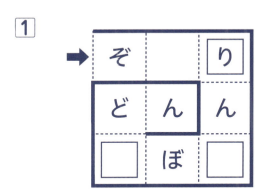

2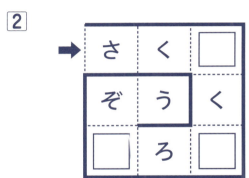

3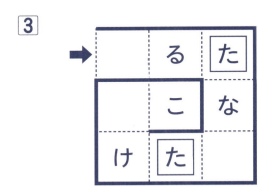

4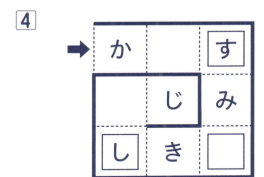

5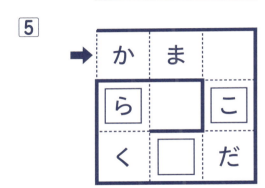

6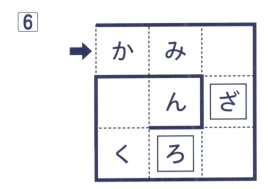

1～3のリスト
ごばごのからね
うう

4～6のリスト
おくんめらまわ
ぼれ

31日 地図間違い探し

月　日

正答 ／8問
答え→ P.129

▶下の地図には8か所、上と異なる部分があります。それを探して○で囲みましょう。

間違い **8か所**

正

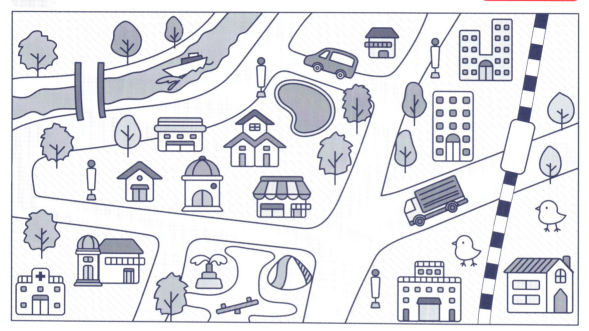

誤

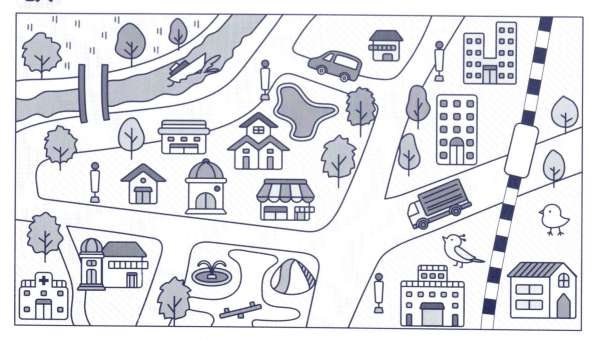

32日 漢字つめクロスワード

▶「リスト」の漢字を一度ずつマスにあてはめて、クロスワードを完成させましょう。

	事		無				分	
		業		本		的		子
			製		式		空	
	由			形		満		
			業		心		感	
			品		等		大		操
	裏		名				神	
		闘			有			育

リスト

目 身 論 教 剣 自 根 手 格 量
情 家 腹 士 多 実 数 分 造 商

33日 三字熟語しりとり迷路

月　日

正答　／20問
答え→P.129

▶三字熟語でしりとりをしながら、スタートからゴールまで進みましょう。ただし、ナナメには進めません。また、言葉の途中で曲がることがあります。

スタート

有	春	一	年	中	台	祭	鎖	七	思
頂	天	下	隊	高	員	証	連	冬	忍
日	教	馬	右	年	格	牛	物	酒	月
大	小	白	略	都	好	胃	食	酔	夢
離	際	国	衆	合	田	上	出	来	加
模	色	鯨	柳	道	事	実	油	年	度
様	学	髭	供	心	配	品	火	会	外
式	美	男	子	買	水	頭	団	察	視
神	森	物	発	前	影	漆	体	型	箸
棚	龍	栗	草	宝	島	族	客	観	的

ゴール

34日 花たし算

正答 /4問
答え→P.129

▶ 1本あたりの値段をもとに、合計額を答えましょう。メモして計算してもOKです。

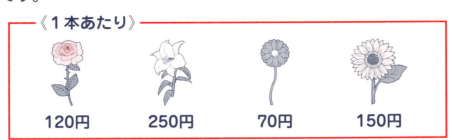

《1本あたり》
120円　250円　70円　150円

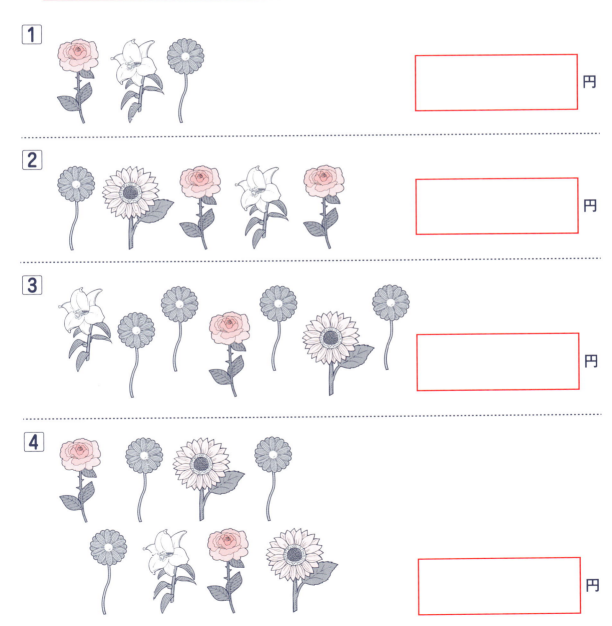

1　　円

2　　円

3　　円

4　　円

35日 3文字言葉しりとり迷路

正答 /22問
答え→P.129

▶ 3文字の言葉でしりとりをしながら、スタートからゴールまで進みましょう。
ただし、ナナメには進めません。また、言葉の途中で曲がることがあります。

※小さい「っ」などは大きい「つ」として表示しています。

スタート									
と	ん	し	や	つ	く	え	い	ん	ゆ
ん	ぼ	う	え	あ	る	い	け	と	い
う	く	を	ぷ	み	ら	が	り	じ	つ
き	か	な	お	が	す	わ	む	せ	へ
ん	が	れ	う	め	お	ら	む	ね	つ
け	み	る	く	よ	ご	り	か	め	こ
ぴ	め	だ	じ	る	ん	こ	や	も	ど
つ	け	く	ら	た	だ	ば	し	ぐ	ろ
る	ご	ぎ	つ	ぱ	ん	ふ	ろ	ば	う
わ	ま	あ	や	へ	ぼ	に	ん	い	く

ゴール

36日 漢字絵まちがい探し

正答 ／7問
答え→ P.129

▶「果物」がテーマの漢字絵です。この中に、周囲とちがう漢字が7つまざっていますので、それを探し、〇で囲みましょう。

間違い **7か所**

37日 トランプたし算

▶トランプのマークごとにすべてのカード番号を足しましょう。
A = 1、J = 11、Q = 12、K = 13 です。

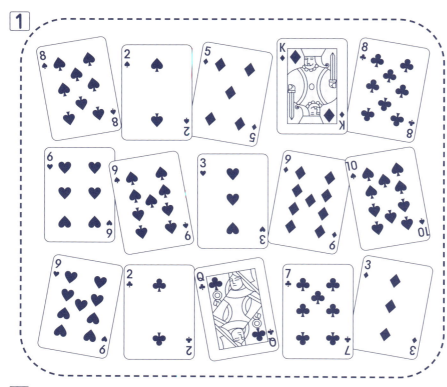

1
- ♠の数の合計
- ♥の数の合計
- ♣の数の合計
- ♦の数の合計

2
- ♠の数の合計
- ♥の数の合計
- ♣の数の合計
- ♦の数の合計

38日 漢字仲間はずれクイズ

▶次の漢字は、「生き物」を表す漢字です。この中に仲間はずれの漢字が4つあります。その漢字を答えましょう。

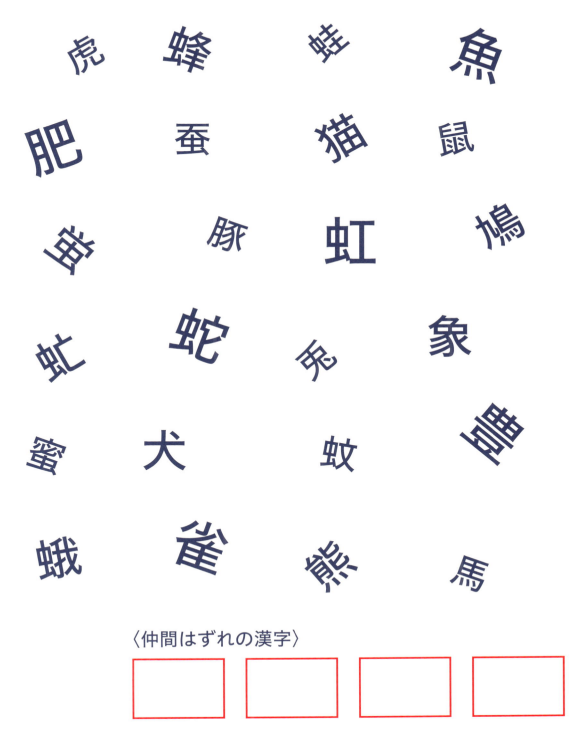

〈仲間はずれの漢字〉

39日 お魚たし算、多い方はどっち？

正答 /6問
答え→P.130

▶ 1匹あたり、大きい魚（🐟）は「4」、小さい魚（🐟）は「3」です。
　AとB、それぞれの合計を計算し、多い方を答えましょう。

1

A　合計　　　　　　　　　B　合計

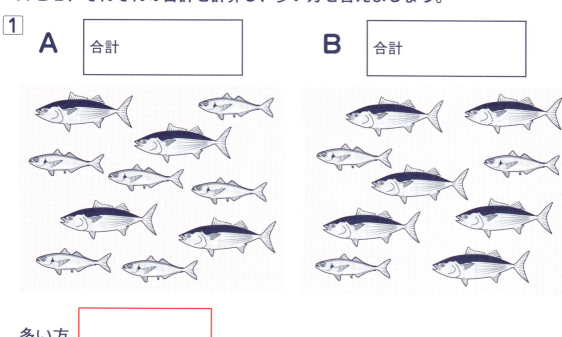

多い方

2

A　合計　　　　　　　　　B　合計

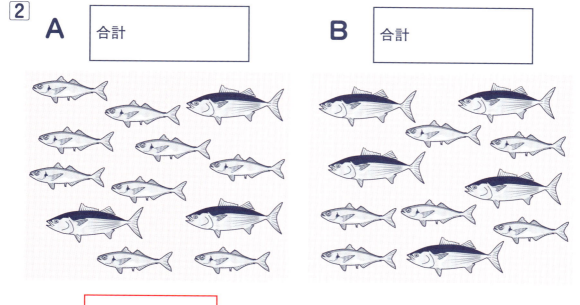

多い方

40日 同じもの探し

▶見本の絵と同じ絵を、下の中から1つ探して記号で答えましょう。

見本

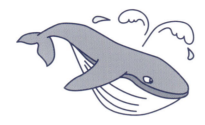

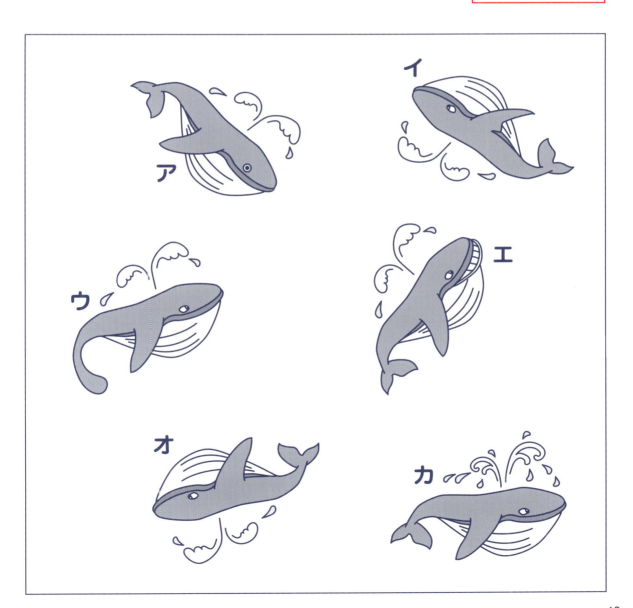

41日 2字熟語をつくろう

正答 ／6問
答え→P.130

▶周りにある5つの漢字と組み合わせて熟語となる共通の漢字1字を、真ん中の◎に書きましょう。熟語によって中から外へ、外から中へ読むものがあります。
※解き方の例は11ページです。

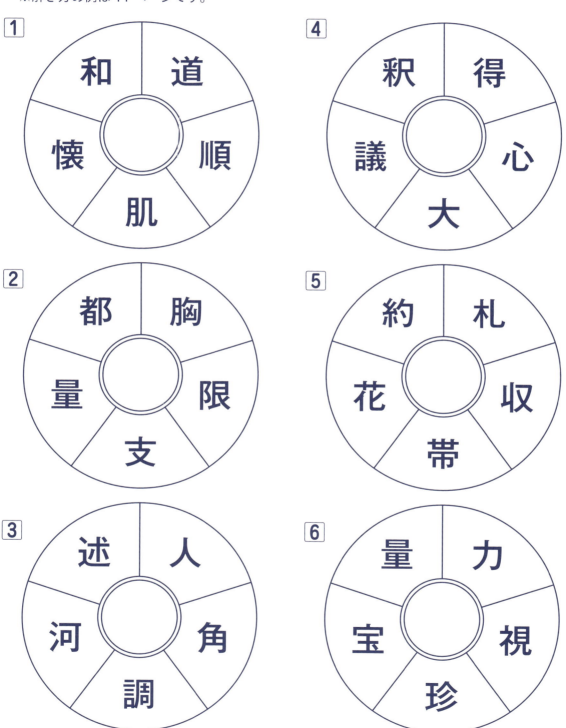

42日 四字熟語見つけた

▶「リスト」の漢字をマスにあてはめて、5つの四字熟語をつくりましょう。

①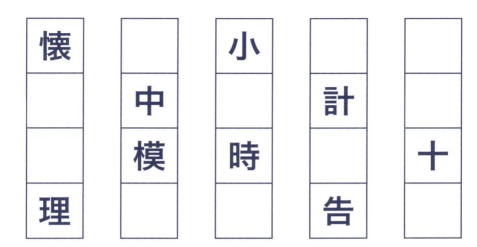

②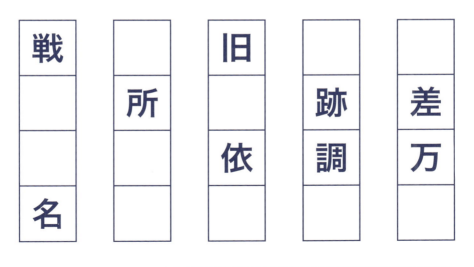

43日 数字絵まちがい探し

正答 /8問
答え→P.131

▶下の数字絵には、上と違っているところがあります。下の絵の間違いに〇をつけましょう。間違いの数字1つずつについて1か所として数えてください。

間違い 8か所

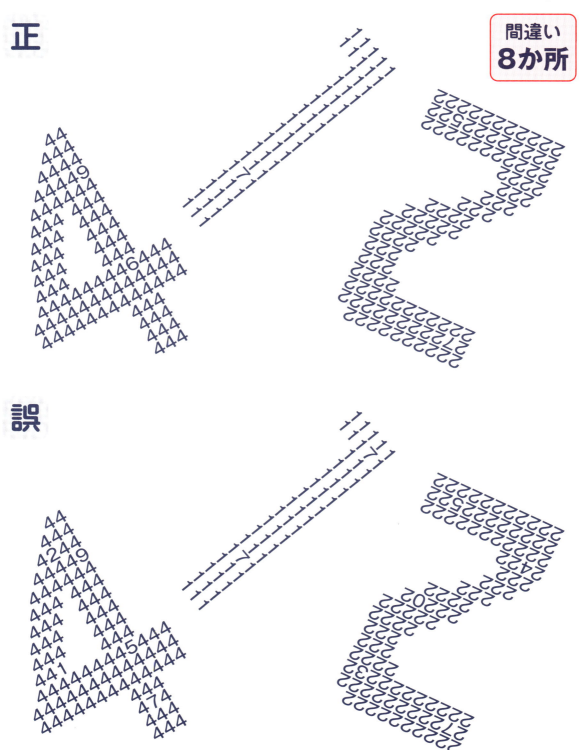

44日 お金パズル

正答 /2問
答え→ P.131

▶イラストを見て、合計額を答えましょう。メモして計算しても OK です。

1
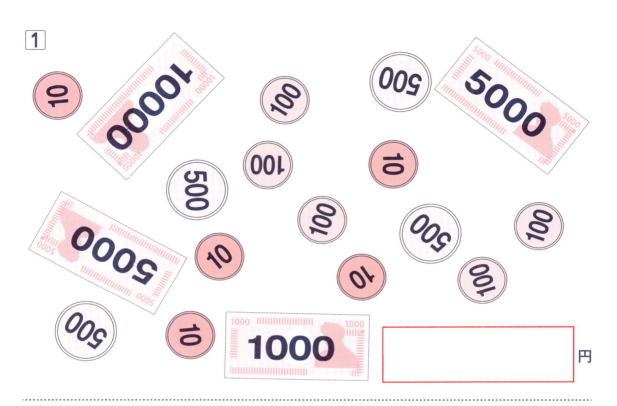
円

2
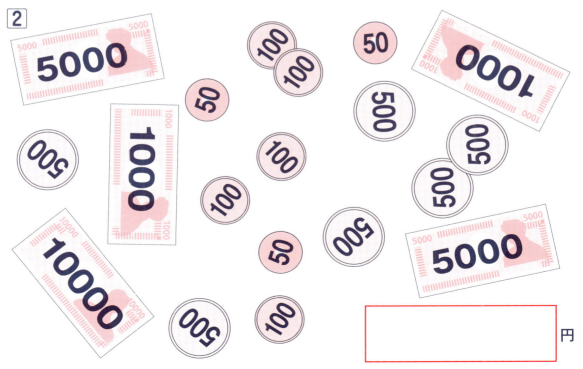
円

45日 三字熟語しりとり迷路

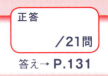

▶三字熟語でしりとりをしながら、スタートからゴールまで進みましょう。ただし、ナナメには進めません。また、言葉の途中で曲がることがあります。

スタート

新	学	藤	娘	戯	悪	傑	豪	俊	英
色	期	待	感	芳	茄	子	力	足	石
人	化	文	想	夫	算	機	械	化	醤
生	観	圧	名	峰	計	花	苗	粧	魚
真	覧	山	技	体	重	日	曜	水	光
湯	車	海	心	座	万	刊	竹	刀	風
漫	気	老	婆	船	風	紙	平	蛮	南
根	球	間	工	大	船	筆	業	軽	燥
生	氷	飛	事	中	心	地	形	図	乾
姜	河	行	地	動	説	丼	腹	書	券

ゴール

46日 天びんパズル

▶おもりの中の数字は、重さを表しています。同じ重さでつり合うように、おもりの中から数字を選び、すべての□に書きましょう。

1

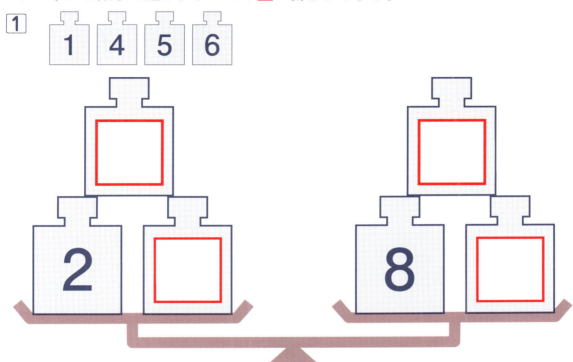

2

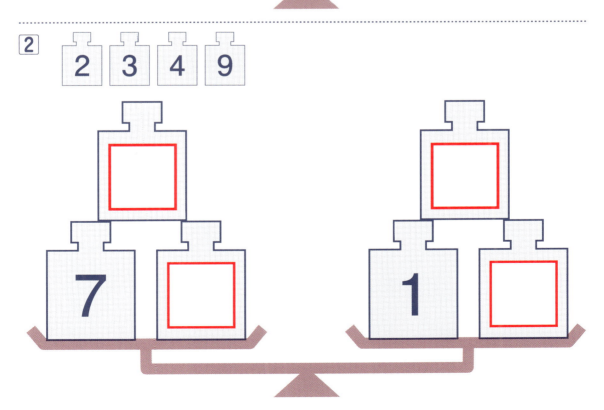

47日 4文字言葉しりとり迷路

正答 /16問
答え→P.131

▶ 4文字の言葉でしりとりをしながら、スタートからゴールまで進みましょう。ただし、ナナメには進めません。また、言葉の途中で曲がることがあります。

※小さい「っ」などは大きい「つ」として表示しています。

スタート

ま	い	り	ー	れ	か	き	つ	が	こ
ん	ゆ	も	あ	な	こ	ろ	う	ん	ち
げ	つ	の	む	さ	い	い	そ	く	や
ぶ	り	ざ	か	く	す	る	い	だ	や
い	み	お	よ	ち	と	け	の	も	う
わ	あ	お	か	み	り	ね	ら	ね	こ
き	り	だ	け	ね	べ	く	と	び	い
ん	ね	き	さ	ま	つ	だ	へ	い	ぴ
び	け	い	き	む	い	か	い	あ	わ
よ	う	し	あ	わ	せ	じ	き	も	の

ゴール

48日 同じもの探し

▶ 見本の絵と同じ絵を、下の中から1つ探して記号で答えましょう。

見本

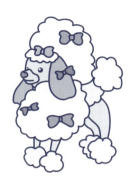

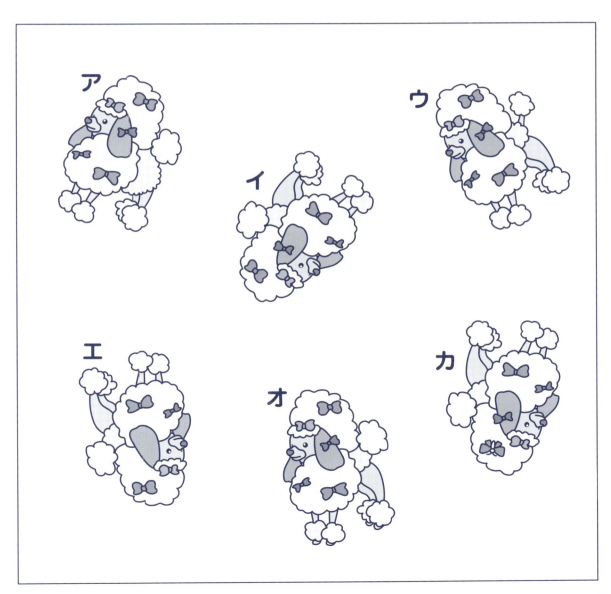

49日 漢字つめクロスワード

▶「リスト」の漢字を一度ずつマスにあてはめて、クロスワードを完成させましょう。

正答 /20問
答え→P.132

盤面に既に入っている漢字：
- 1行目: 学、客、倒
- 2行目: 配、代、人、校
- 3行目: 人、想、新
- 4行目: 分、根、動
- 5行目: 者、四、線
- 6行目: 者、立、体、水
- 7行目: 羅、作、濯
- 8行目: 行、背、闘

リスト

活　力　転　幹　修　上　高　香　主　当
洗　方　歴　戦　武　機　理　場　気　生

50日 慣用句カードパズル

▶カードに書かれた文字を組み合わせて、慣用句を2つずつつくりましょう。

1

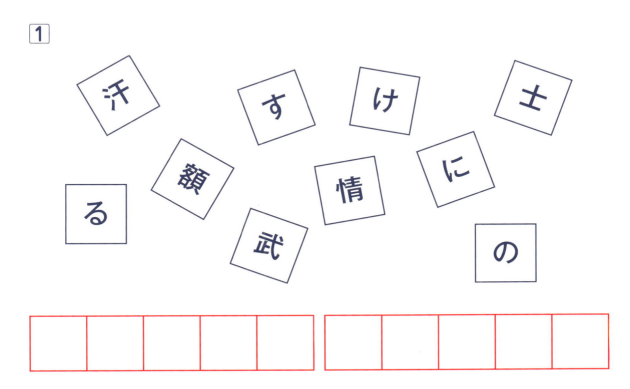

2

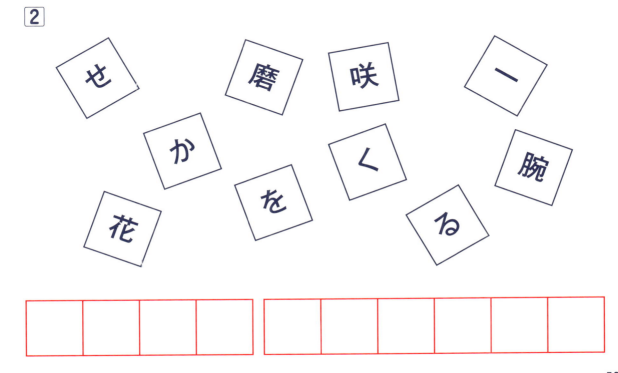

51日 イラスト間違い探し

▶ 下の絵には8か所、上と異なる部分があります。それを探して○で囲みましょう。

間違い **8か所**

正

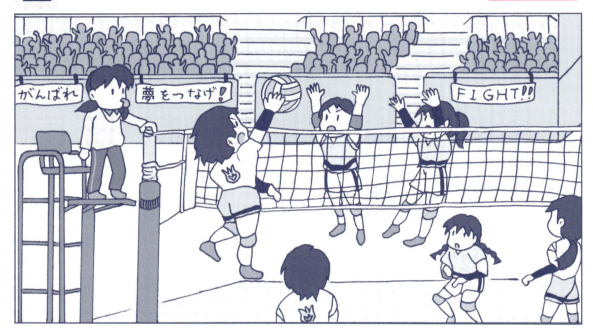

誤

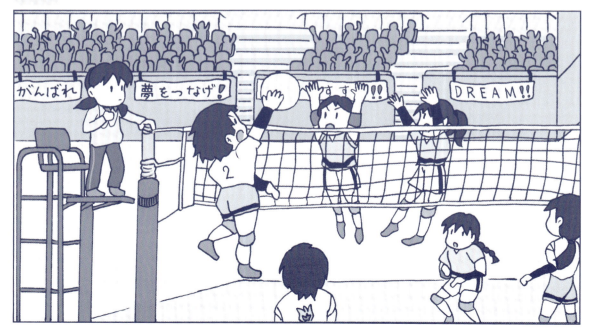

52日 三字熟語シークワーズ

正答 　／25問
答え→P.132

▶リストの言葉をタテ・ヨコ・ナナメの８方向から探して、「青二才」のように線を引きましょう。その後、つかわずに残った文字をつかって、三字熟語をつくりましょう。

青	天	井	有	頂	居	丈	高
二	写	意	馬	仏	骨	雪	飛
才	義	真	次	面	頂	真	車
生	図	放	野	帳	皮	面	鉄
意	爺	好	好	几	眉	目	軍
気	生	味	事	月	唾	景	将
天	半	気	家	詩	物	風	冬
能	可	不	前	戸	江	殺	花

リスト　見つけた言葉には☑を入れましょう。

- □不可能　□有意義　□生意気　□青写真　□野放図
- □好事家　□風物詩　□殺風景　□青天井　□江戸前
- □生半可　□鉄面皮　□能天気　□不気味　□眉唾物
- □仏頂面　□高飛車　□野次馬　□真骨頂　□几帳面
- □好好爺　□冬将軍　□真面目　□居丈高

※ 言葉は右から左、下から上につながることもあります。また、１つの文字を複数の言葉で共有することもあります。

できた三字熟語

53日 ひらがなでぐるぐるしりとり

▶右回りに読むと、□の字でしりとりになっています。空いているマスにあてはまるひらがなを、リストから選んで書きましょう。

※小さい「ょ」などは大きい「よ」として表示しています。解き方の例は12ページです。

1
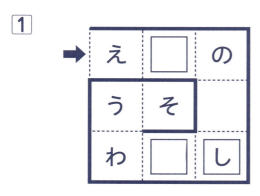

2
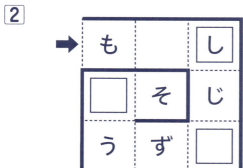

3
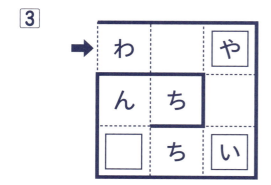

4
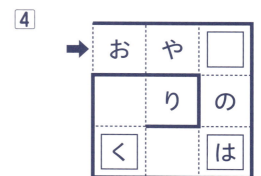

5
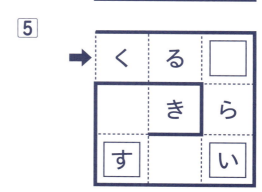

6
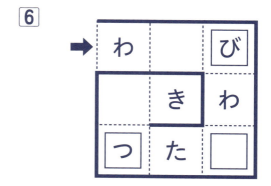

1〜3のリスト

よ み し や か み が ば い

4〜6のリスト

ら い け す す み み こ こ

54日 四字熟語見つけた

正答 /21問
答え→P.132

▶「リスト」の漢字をマスにあてはめて、5つの四字熟語をつくりましょう。

1

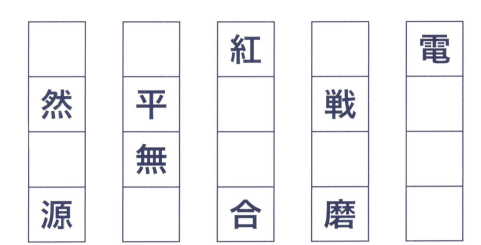

1のリスト: 私 石 光 百 白 公 火 天 錬 資 試

2

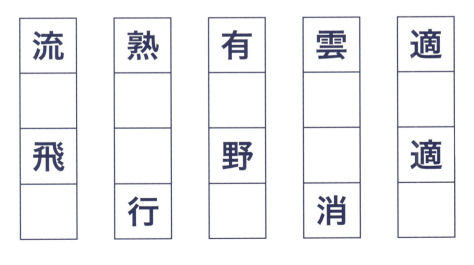

2のリスト: 霧 機 材 菜 慮 語 断 散 言 所

55日 イラスト仲間はずれパズル

▶下の2種類の絵には、それぞれ1つだけ違うものがあります。それを探し、○で囲みましょう。

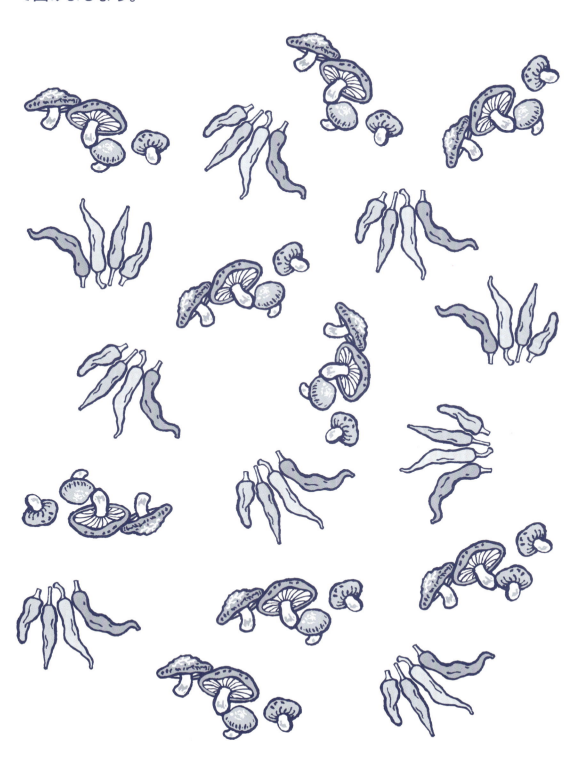

56日 2字熟語をつくろう

月　日　　正答／6問　　答え→P.133

▶周りにある5つの漢字と組み合わせて熟語となる共通の漢字1字を、真ん中の◎に書きましょう。熟語によって中から外へ、外から中へ読むものがあります。

※解き方の例は11ページです。

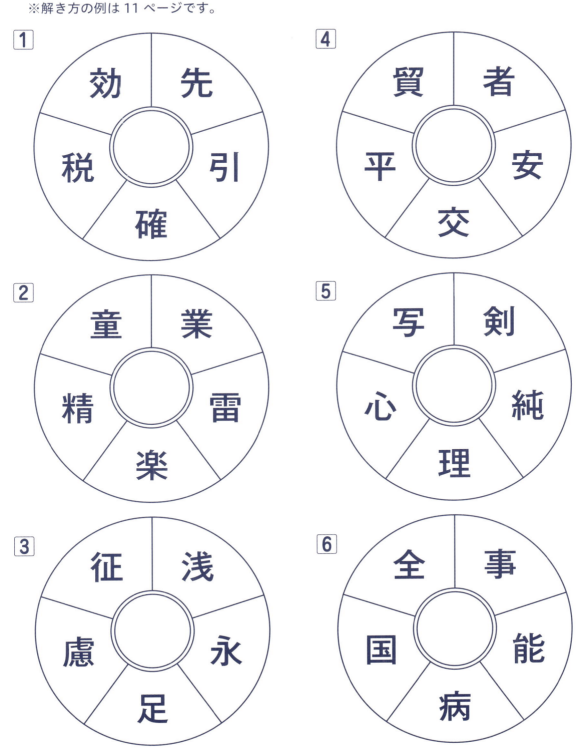

57日 隠し窓から四字熟語／スケルトン

隠し窓 ▶ 隠れている四字熟語を答えましょう。文字の順序がばらばらなものもありますので、正しい順序で書きましょう。

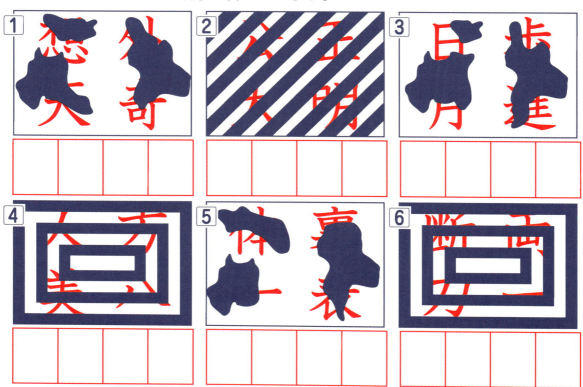

スケルトン ▶ 「リスト」の文字数をヒントに、マスに言葉を書き入れましょう。

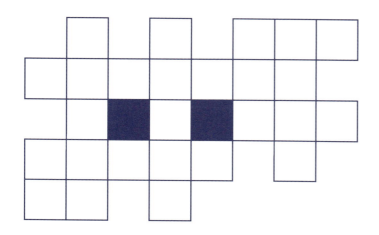

リスト

◆2文字
カグ　メカ

◆3文字
トップ　ゲート　ゲスト

◆4文字
スキップ

◆5文字
ジョギング　ストライク
メンタイコ

◆7文字
ショートケーキ

58日 地図間違い探し

▶下の地図には7か所、上と異なる部分があります。それを探して○で囲みましょう。

間違い **7か所**

正

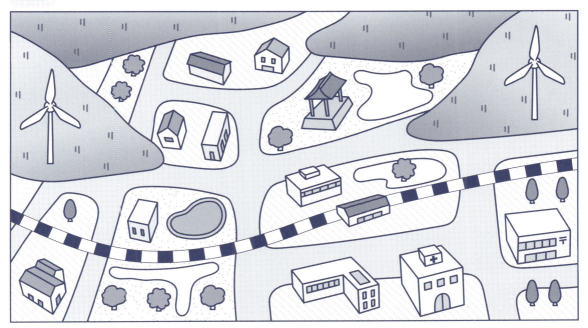

誤

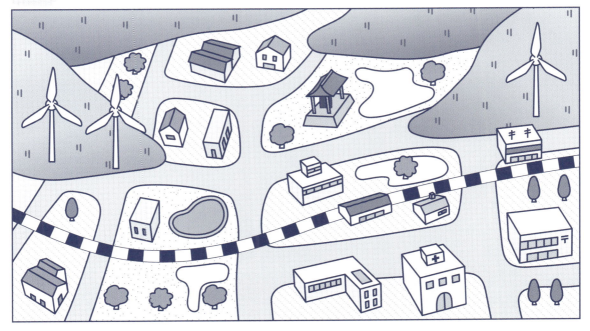

59日 そろばん計算パズル

※そろばんの見方は10ページ

答え→ P.133

正答 /9問

▶そろばんの絵を見て、計算の答えを数字で書きましょう。数字をメモして計算してもOKです。

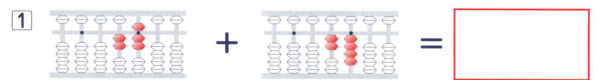
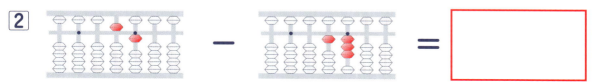
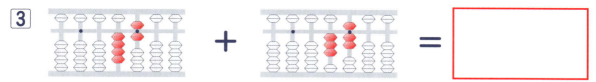
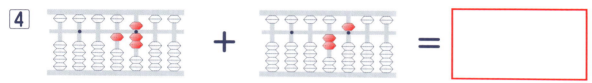
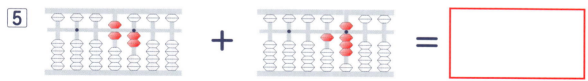
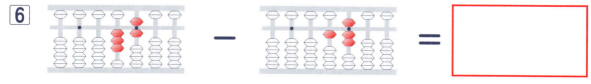
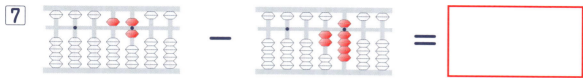
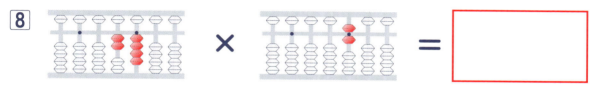
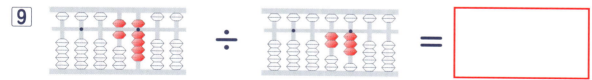

60日 ひらがなでぐるぐるしりとり

正答　／19問
答え→P.133

▶右回りに読むと、□の字でしりとりになっています。空いているマスにあてはまるひらがなを、リストから選んで書きましょう。

※小さい「ょ」などは大きい「よ」として表示しています。解き方の例は12ページです。

1
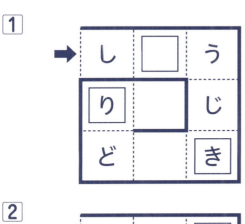

4
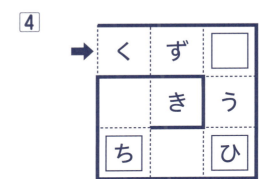

2
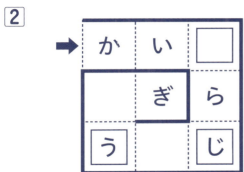

5
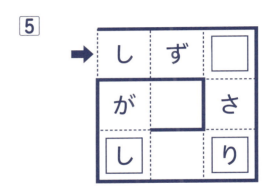

3
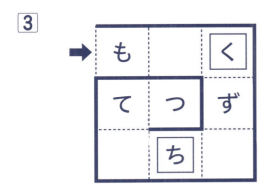

6
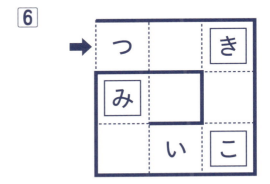

1〜3のリスト

ぞ す さ そ み か ず
も わ

4〜6のリスト

な ゆ ぶ ば み く き
つ ま ば

月　　日

61日 漢字絵まちがい探し

正答　　／7問

答え→P.134

▶「読書」がテーマの漢字絵です。この中に、周囲とちがう漢字が７つまざっていますので、それを探し、〇で囲みましょう。

間違い 7か所

```
　　　　気　　気　　気
　　　　気　気　　　気
　　　気　　　気　気　　　　　　　　　　　　　　枠枠
　　　　気　　気　　気　　　　　　　　　　　　枠枠枠　　　　　　　　　　　　枠枠
碗碗碗　　　　　　　　　碗碗碗　　　　　　　枠　　　　　　　　　　　　　　枠枠枠
碗碗碗茶茶茶茶茶茶茶茶茶碗碗碗碗碗碗碗　　枠　　　　　　　　　　　　　　枠枠　枠
碗　　茶茶茶茶茶茶茶茶茶　　碗　　　碗　枠枠　　　　　　　　　　　　　枠枠
碗　　　芥茶茶茶茶茶茶　　　碗　　　碗　枠枠枠枠枠　　　　　　枠枠枠枠枠
碗碗　　茶茶茶茶茶茶茶　　　碗　　碗　　折枠　　枠枠　　　　枠枠　　枠枠
碗碗碗　　茶茶茶茶茶　　　碗碗碗碗　　枠枠　　　　枠枠　　枠枠　　　　枠枠
　碗碗碗　茶茶茶茶茶　碗碗碗碗　　　　枠　　　　　　枠枠枠枠　　　　　　枠
　　碗碗　茶茶茶茶茶　碗碗碗　　　　　枠　　　　　　枠　枠枠　　　　　　枠
　　　碗　　　　　　　碗　　　　　　　枠枠　　　　　枠　　枠　　　　　枠枠
　　　碗碗碗碗碗碗碗宛碗　　　　　　　　枠枠　　枠枠　　　枠枠枠　　粋枠
　　　碗碗碗碗碗碗碗碗碗　　　　　　　　　枠枠枠枠　　　　　　枠枠枠枠
```

```
本本本本本本本本本本本本本本本本本本本　　　　　　　本本本本本本本
本本本本本本本本本本本本本本本本本本本本　　　　　本本大本本本本本
本本　　　　　　　　　　　　　　　　　本本本本本本本
本本　　　　　　　　　　　　　　　　　　本本本本本
本本　文文　文文　文文　文文　文文　　　　　　　　　　　文文　文文
本本　文文　文文　文文　文文　文文　文文　　　　　文文　文文　文文
本本　文文　文文　文文　文文　文文　文文　　　　　文文　文文　文文
本本　文文　文文　文文　文文　文文　文文　　　　　文文　文文　文文
本本　文文　文文　文文　文文　文文　文文　　　　　文文　文文　文文
本本　文文　文文　文文　文文　文文　文文　　　　　文文　文文　文文
本本　文文　文文　文文　文文　文文　文文　　　　　文文　文文　文文
本本　文文　文文　文文　文文　文文　文文　　　　　文文　文文　文文
本本　文文　文文　文文　文文　　　　文文　　　　　文文　文文　文文
本本　　文　文文　文文　文文　　　　文文　　　　　文文　文文　文文
本本　　文　女文　文文　文文　　　　文文　　　　　文文　文文　文文
本本　　文　文文　文文　文文　　　　文文　　　　　文文　文文　文文
本本　　文　文文　文文　文文　　　　文文　　　　　　　　文文　文文
本本　　文　文文　文文　文文　　　　文文　　　　　　　　文文　文文
本本　　文　文文　文文　文文　　　　文文　　　　　　　　文文　文文
本本　　文　文文　文文　文文　　　　文文　　　　　　　　文文　文文
本本　　文　文文　文文　文文　　　　文文　　　　　　　　文文　文文
本本　　文　文文　　　　文文　　　　文文　　　　　　　　文文　文文
本本　　文　文文　　　　文文　　　　文父　　　　　　　　文文　文文
本本　　文　文文　　　　文文　　　　文文　　　　　　　　文文　文文
```

62日 トランプたし算

▶ トランプのマークごとにすべてのカード番号を足しましょう。
A = 1、J = 11、Q = 12、K = 13 です。

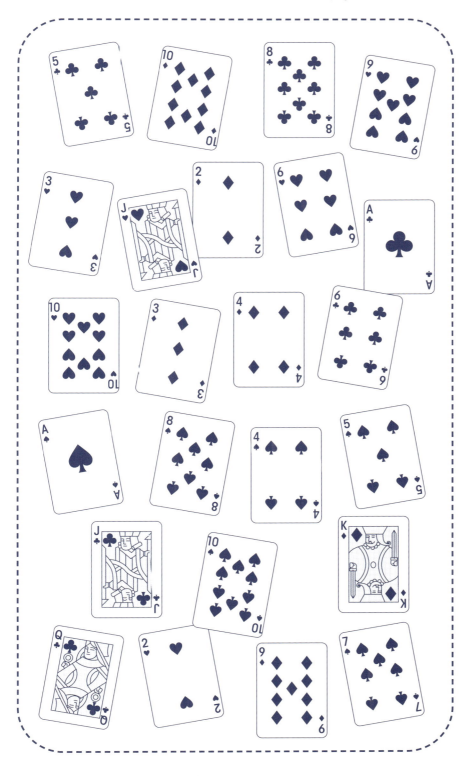

♠ の数の合計

♥ の数の合計

♣ の数の合計

♦ の数の合計

63日 漢字仲間はずれクイズ

▶次の漢字は、「人の体の一部」を表す漢字です。この中に仲間はずれの漢字が4つあります。その漢字を答えましょう。

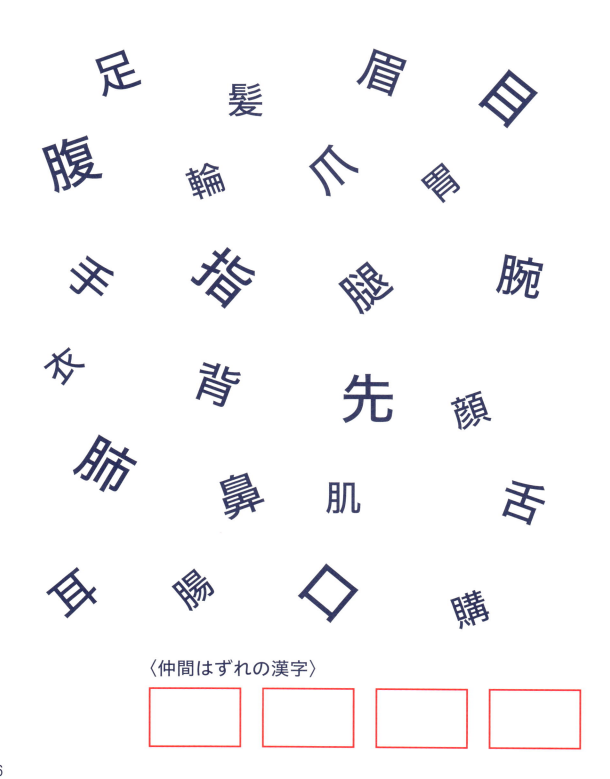

〈仲間はずれの漢字〉

64日 お金パズル

▶ イラストを見て、合計額を答えましょう。メモして計算しても OK です。

1

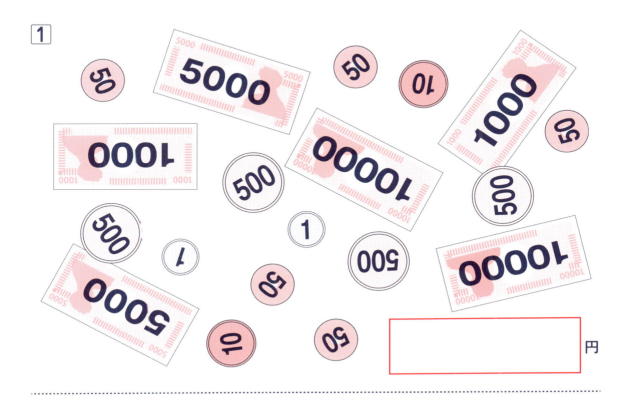

円

2

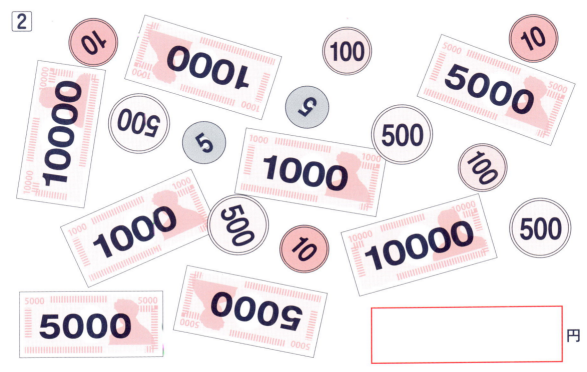

円

65日 食べ物シークワーズ

正答 ／18問
答え→ P.134

▶リストの言葉をタテ・ヨコ・ナナメの8方向から探して、「オレンジ」のように線を引きましょう。その後、つかわずに残った文字をつかって、食べ物の名前をつくりましょう。※小さい「ッ」は大きい「ツ」などとして表示しています。

ジ	ト	メ	ト	ル	グ	ー	ヨ
ン	ン	ア	リ	ゾ	ッ	ト	ケ
レ	ー	リ	ゼ	ン	メ	ー	ラン
オ	チ	ド	カ	ロ	キ	レ	ン
カ	レ	ー	ン	ラ	ン	コ	タ
ン	ン	ナ	ズ	ザ	タ	ヨ	リ
リ	モ	ツ	ー	ニ	ラ	チ	ポ
プ	レ	ッ	レ	ア	グ	ツ	ナ

見つけた言葉には☑を入れましょう。

リスト
- ☐ケーキ ☐レーズン ☐グラタン ☐プリン
- ☐メロン ☐ラザニア ☐ゼリー ☐リゾット
- ☐ドーナッツ ☐アメ ☐カレー ☐ラーメン
- ☐ヨーグルト ☐チーズ ☐レモン
- ☐チョコレート ☐ナポリタン

※ 言葉は右から左、下から上につながることもあります。また、1つの文字を複数の言葉で共有することもあります。

できた食べ物

66日 漢字つめクロスワード

/20問
答え→ P.134

▶「リスト」の漢字を一度ずつマスにあてはめて、クロスワードを完成させましょう。

クロスワードのマスに入っている漢字:
- 1行目: 大、団、洋
- 2行目: 世、成、式、間
- 3行目: 金、形、読
- 4行目: 長、悦、文
- 5行目: 家、産
- 6行目: 人、実、業、家、憂
- 7行目: 規、表、算
- 8行目: 造、帳、患

リスト

家 代 内 結 簿 現 身 計 模 同
和 点 書 紙 外 中 大 満 本 人

67日 ものの名前しりとり迷路

正答　／14問
答え→P.135

▶ ものの名前でしりとりをしながら、スタートからゴールまで進みましょう。ただし、ナナメには進めません。また、言葉の途中で曲がることがあります。

※小さい「っ」などは大きい「つ」として表示しています。

スタート

め	が	ね	う	ゆ	と	り	か	ろ	き
る	こ	つ	く	か	ー	く	ご	み	い
び	た	ぬ	れ	す	か	い	ほ	ば	む
さ	え	み	す	づ	も	ぱ	が	こ	う
り	ぎ	こ	ー	か	み	み	つ	づ	る
れ	な	の	も	き	き	び	づ	ら	こ
き	れ	ぽ	わ	に	ろ	え	ん	ぴ	や
し	よ	ー	ぐ	お	い	け	も	つ	り
く	る	ゆ	る	と	け	の	な	ぼ	か
め	ぞ	ん	け	ま	そ	ん	に	し	わ

ゴール

68日 慣用句カードパズル

▶カードに書かれた文字を組み合わせて、慣用句を2つずつつくりましょう。

1
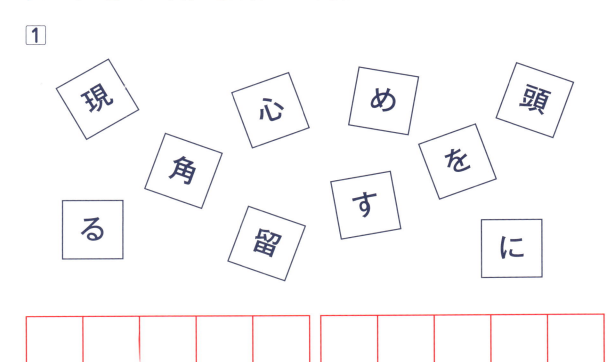

2
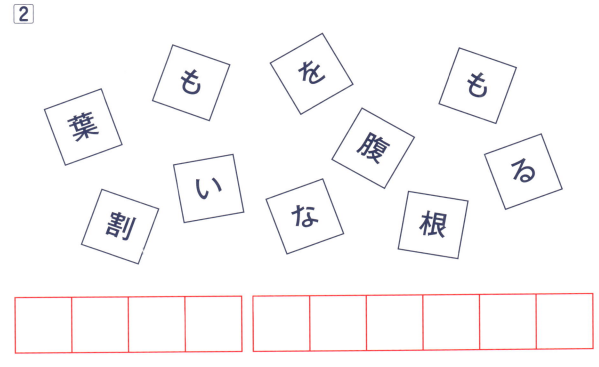

69日 野菜たし算

▶ 1個あたりの値段をもとに、合計額を答えましょう。メモして計算してもOKです。

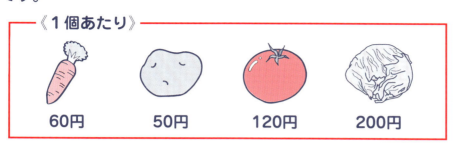

《1個あたり》
にんじん 60円　じゃがいも 50円　トマト 120円　キャベツ 200円

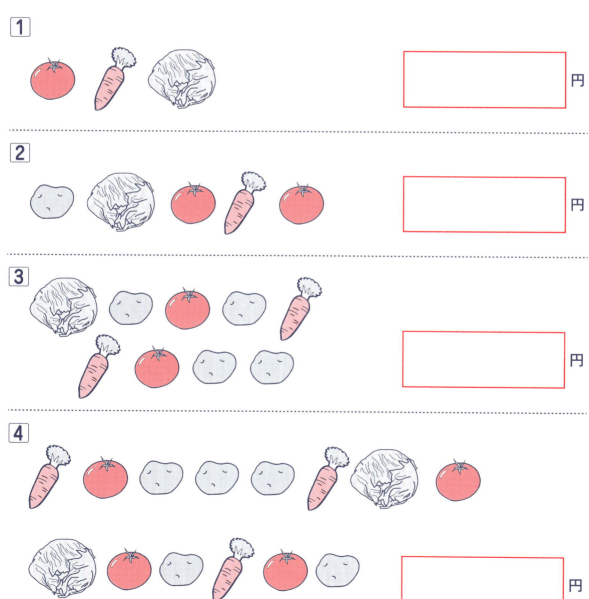

1　　　　円

2　　　　円

3　　　　円

4　　　　円

70日 天びんパズル

▶おもりの中の数字は、重さを表しています。同じ重さでつり合うように、おもりの中から数字を選び、すべての□に書きましょう。

1

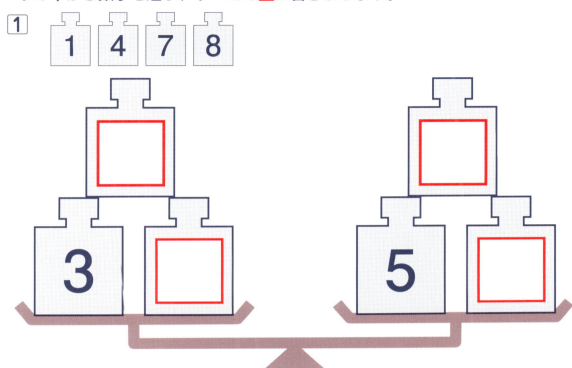

2

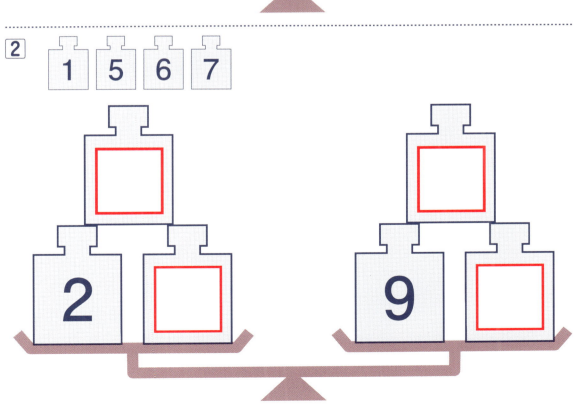

71日 イラスト仲間はずれパズル

月　日

正答　/1問

答え→P.135

▶次の絵の中に、1つだけ違うものがあります。それを探し、〇で囲みましょう。

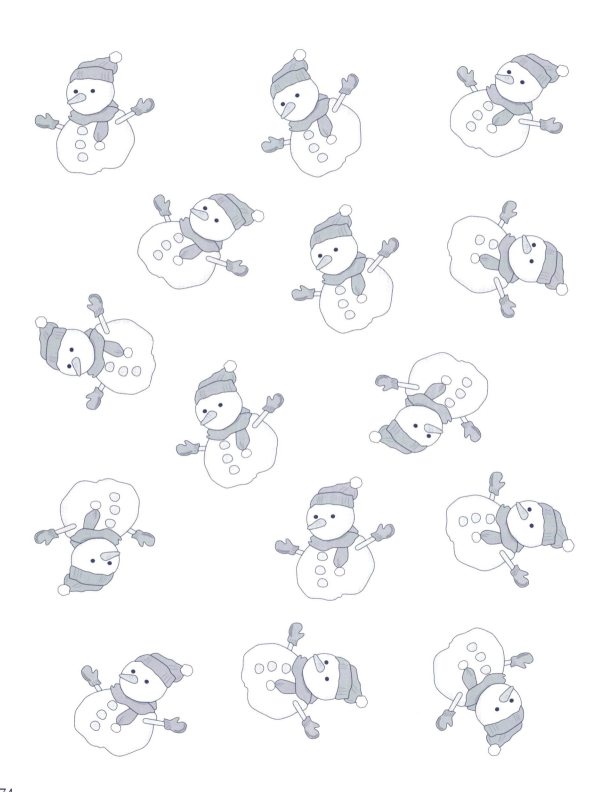

72日 数字絵まちがい探し

正答 /7問
答え→ P.135

▶下の数字絵には、上と違っているところがあります。下の絵の間違いに○をつけましょう。間違いの数字1つずつについて1か所として数えてください。

間違い **7か所**

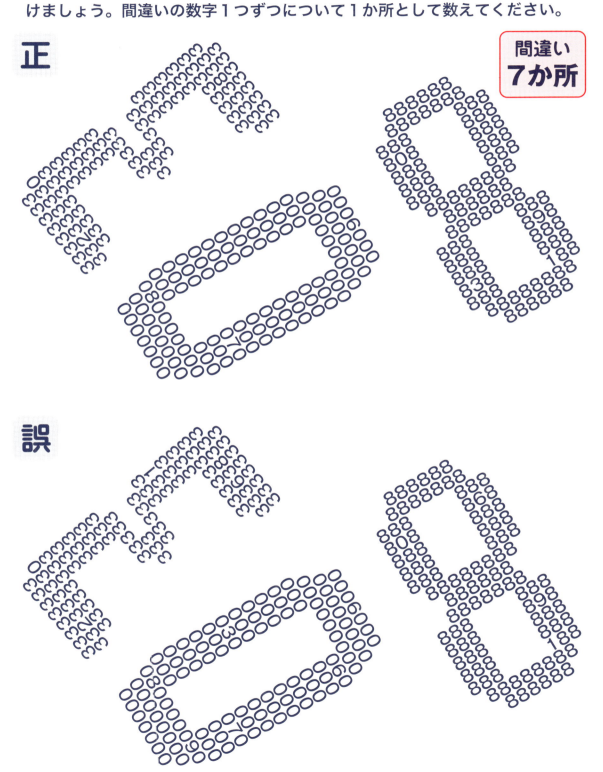

73日 フルーツたし算、多い方はどっち？

▶1個あたり、リンゴ（🍎）は「5」、ミカン（🍊）は「3」、イチゴ（🍓）は「2」です。AとB、それぞれの合計を計算し、多い方を答えましょう。

1 A 合計　　　　B 合計

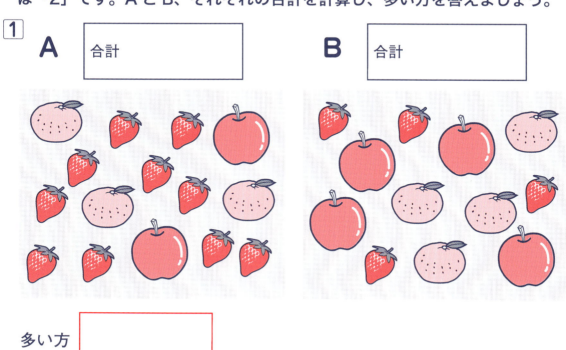

多い方

2 A 合計　　　　B 合計

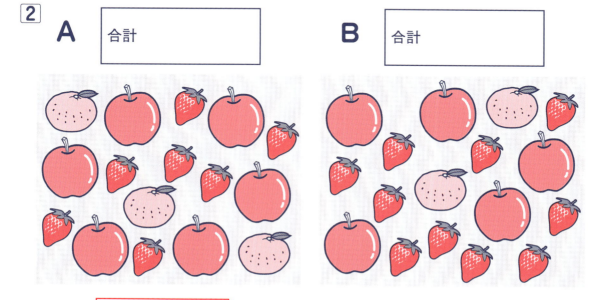

多い方

74日 ひらがなでぐるぐるしりとり

▶右回りに読むと、□の字でしりとりになっています。空いているマスにあてはまるひらがなを、リストから選んで書きましょう。

※小さい「ょ」などは大きい「よ」として表示しています。解き方の例は12ページです。

1
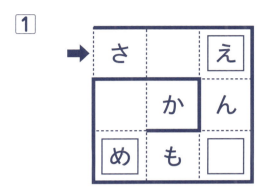

2
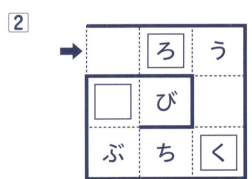

3
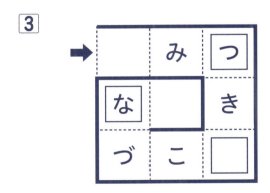

4
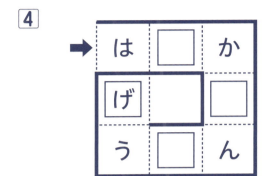

5
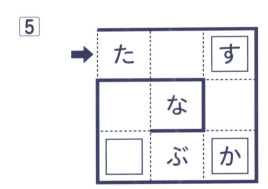

6
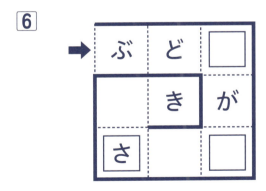

1〜3のリスト

え よ ざ み ふ か そ
だ ひ

4〜6のリスト

せ い は だ ぞ た い
と う ぐ つ ん

75日 漢字絵まちがい探し

正答 ／8問
答え→P.136

▶「虫を食べるカエル」がテーマの漢字絵です。この中に、周囲とちがう漢字が8つまざっていますので、それを探し、○で囲みましょう。

間違い 8か所

76日 そろばん計算パズル

※そろばんの見方は10ページ

正答 /9問
答え→ P.136

▶そろばんの絵を見て、計算の答えを数字で書きましょう。数字をメモして計算してもOKです。

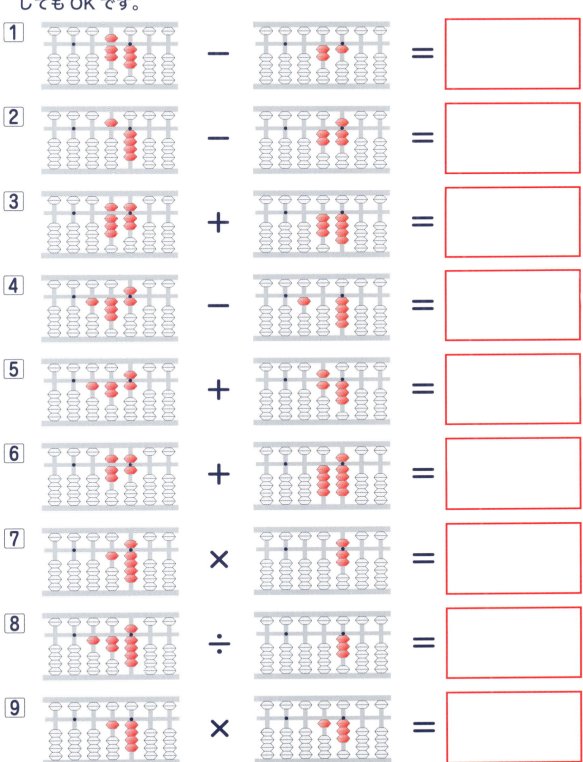

77日 隠し窓から四字熟語／スケルトン

隠し窓 ▶ 隠れている四字熟語を答えましょう。文字の順序がばらばらなものもありますので、正しい順序で書きましょう。

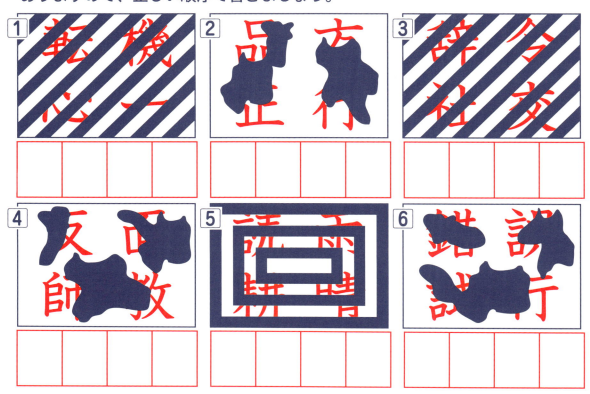

スケルトン ▶ 「リスト」の文字数をヒントに、マスに言葉を書き入れましょう。

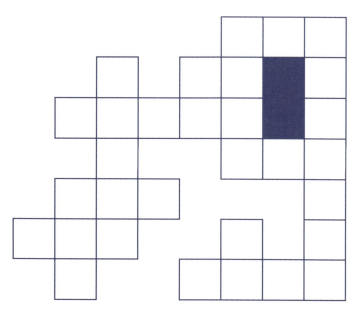

リスト

◆2文字
タダ　タネ　クギ

◆3文字
アイズ　スイス　キガエ
スーツ　ビール

◆4文字
キネンビ　イギリス

◆5文字
ジョウダン　マヨネーズ

◆7文字
エーデルワイス

78 イラスト間違い探し

月　日

正答 ／8問
答え→ P.136

▶ 下の絵には8か所、上と異なる部分があります。それを探して○で囲みましょう。

間違い **8か所**

正

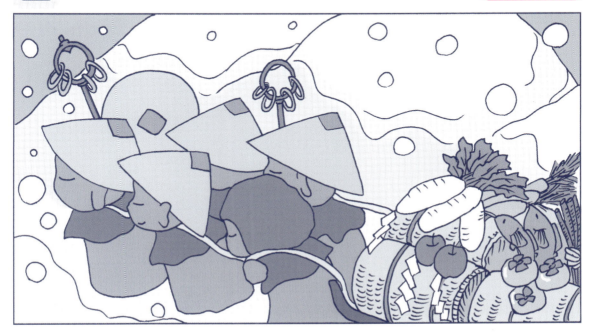

誤

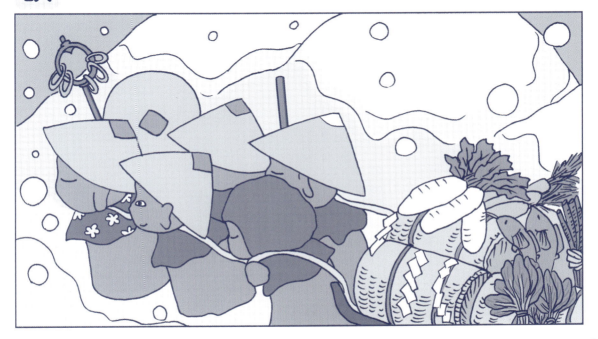

81

79日 同じもの探し

▶見本の絵と同じ絵を、下の中から1つ探して記号で答えましょう。

見本

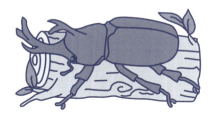

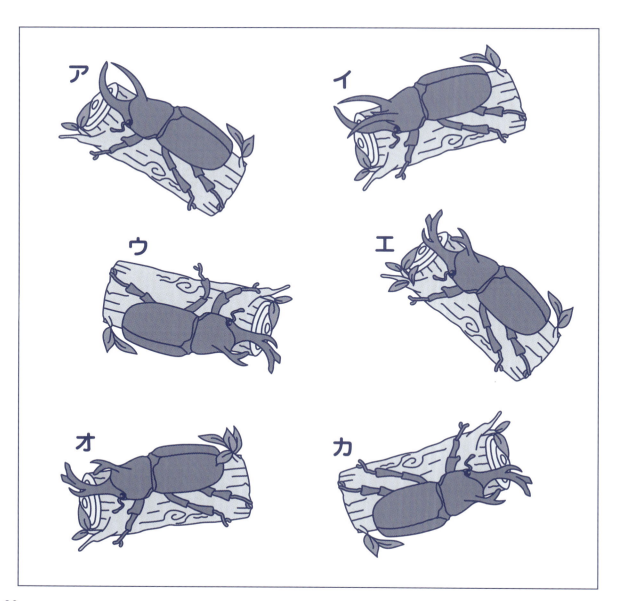

80日目 県名・地名しりとり迷路

正答 ／18問
答え→P.137

▶県名・地名でしりとりをしながら、スタートからゴールまで進みましょう。ただし、ナナメには進めません。また、言葉の途中で曲がることがあります。

スタート

な	ご	や	く	か	も	く	み	さ	あ
か	な	げ	し	か	る	も	い	わ	ろ
ま	や	つ	ま	ぬ	づ	ば	ら	て	こ
つ	ん	む	の	ま	い	ん	じ	ん	び
ざ	み	ぺ	め	や	も	や	う	ど	め
か	ま	つ	も	と	き	の	つ	お	に
が	や	す	た	ま	や	み	し	ね	と
わ	か	ん	た	が	が	わ	じ	せ	よ
の	に	き	か	ち	な	り	ま	え	わ
げ	ん	ご	ら	づ	か	げ	わ	ば	し

ゴール

81日 数字絵まちがい探し

正答 /8問
答え→ P.137

▶下の数字絵には、上と違っているところがあります。下の絵の間違いに〇をつけましょう。間違いの数字1つずつについて1か所として数えてください。

間違い 8か所

正 [朝日]

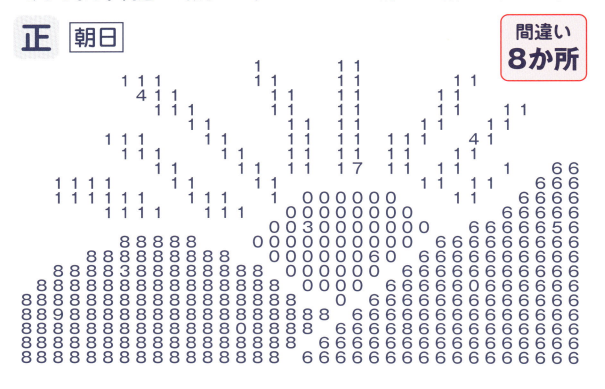

82日 隠し窓から四字熟語／スケルトン

隠し窓 ▶ 隠れている四字熟語を答えましょう。文字の順序がばらばらなものもありますので、正しい順序で書きましょう。

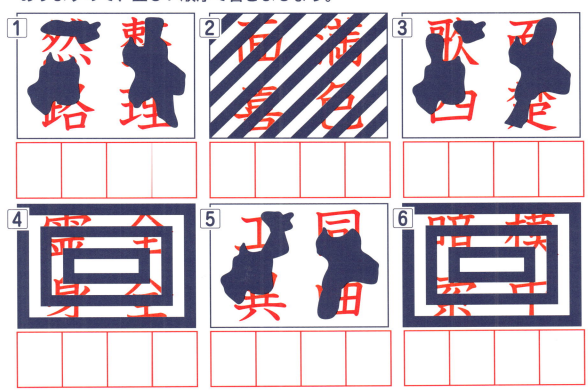

スケルトン ▶「リスト」の文字数をヒントに、マスに言葉を書き入れましょう。

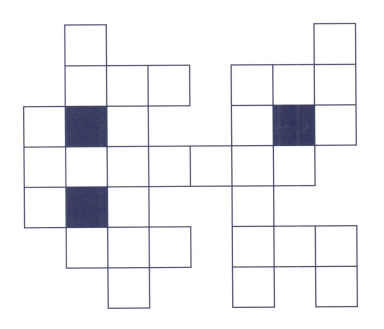

リスト

◆2文字
イカ　トキ

◆3文字
カセイ　アシカ　ポスト
エノグ　カシュ　ワカメ

◆6文字
アテズッポウ
シンカンセン

◆7文字
ノウカツパズル

83日 動物シークワーズ

正答 　／19問
答え→P.137

▶リストの言葉をタテ・ヨコ・ナナメの8方向から探して、「ニワトリ」のように線を引きましょう。その後、つかわずに残った文字をつかって、動物の名前をつくりましょう。※小さい「ョ」は大きい「ヨ」などとして表示しています。

ニ	ホ	ツ	キ	ヨ	ク	グ	マ
ワ	ホ	リ	シ	ラ	イ	オ	ン
ト	ン	ン	ラ	ペ	コ	ア	ト
リ	ナ	ア	ザ	ク	リ	シ	ヒ
シ	シ	カ	ア	ル	ダ	カ	ヒ
シ	マ	マ	イ	ペ	ン	ギ	ン
ノ	ラ	リ	ウ	ヨ	チ	ガ	バ
イ	タ	チ	ス	マ	イ	ル	カ

リスト　見つけた言葉には☑を入れましょう。

☐キリン　☐ニホンザル　☐イノシシ　☐イタチ
☐ペリカン　☐カバ　☐ペンギン　☐トナカイ
☐シマリス　☐ラクダ　☐ライオン　☐イルカ
☐シマウマ　☐ホッキョクグマ　☐ガチョウ
☐アザラシ　☐マントヒヒ　☐アシカ

できた動物の名前

※　言葉は右から左、下から上につながることもあります。また、1つの文字を複数の言葉で共有することもあります。

84日 慣用句カードパズル

▶カードに書かれた文字を組み合わせて、慣用句を2つずつつくりましょう。

1

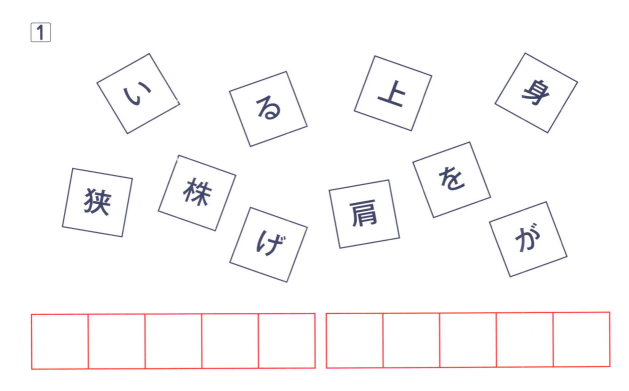

2

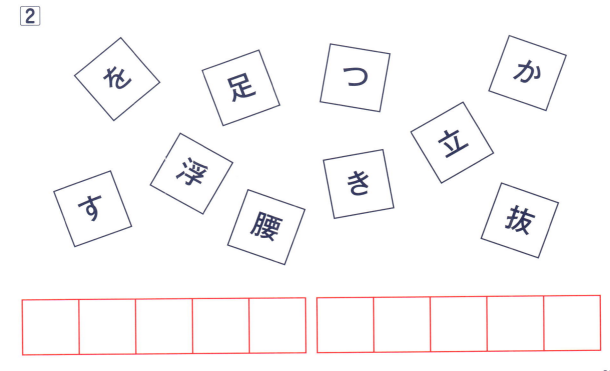

85日 地図間違い探し

正答 /8問
答え→ P.138

▶下の地図には8か所、上と異なる部分があります。それを探して○で囲みましょう。

間違い **8か所**

正

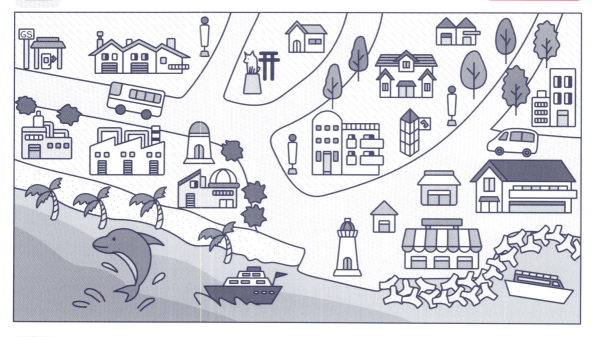

誤

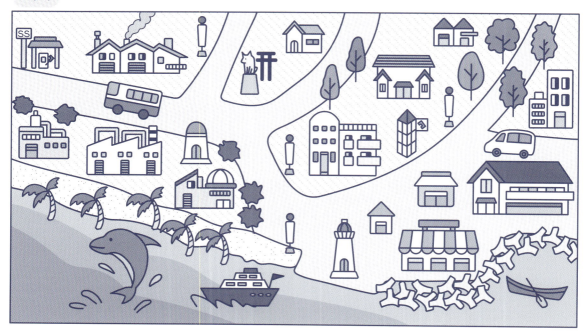

86日 2字熟語をつくろう

正答 ／6問
答え→ P.138

▶周りにある5つの漢字と組み合わせて熟語となる共通の漢字1字を、真ん中の◎に書きましょう。熟語によって中から外へ、外から中へ読むものがあります。
※解き方の例は11ページです。

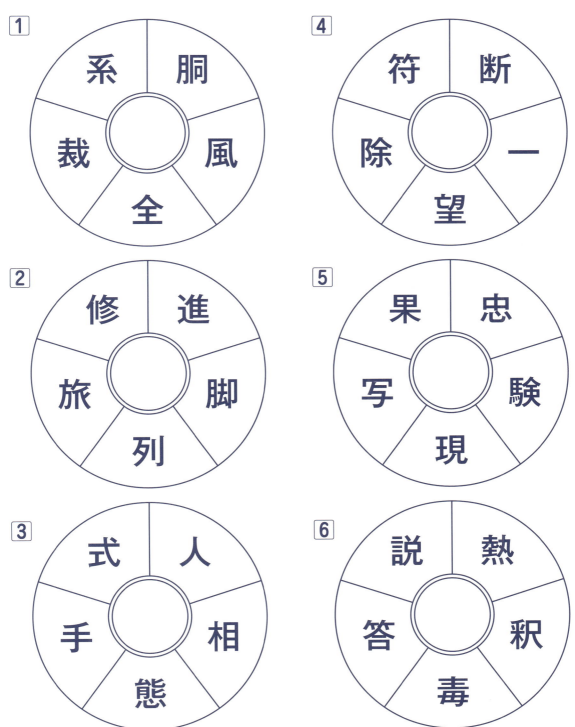

87日 お金パズル

▶ イラストを見て、合計額を答えましょう。メモして計算してもOKです。

1

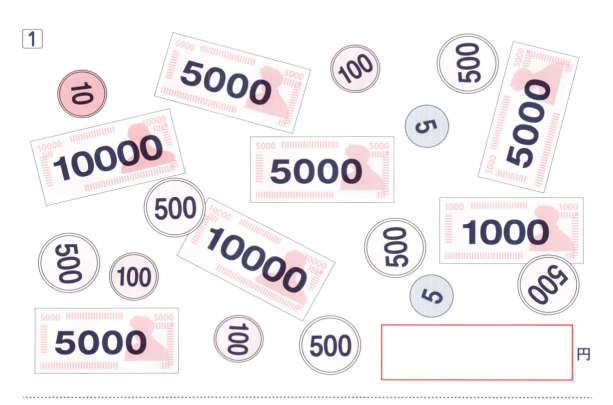

□ 円

2

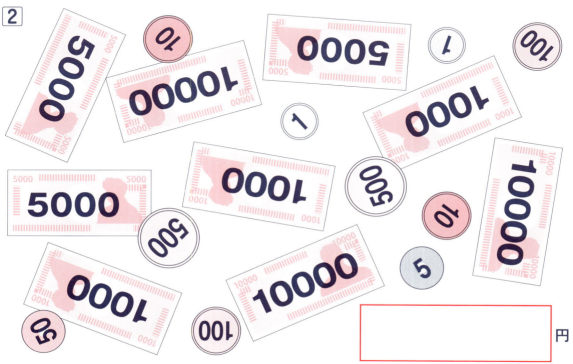

□ 円

88日 漢字つめクロスワード

正答 /20問
答え→ P.138

▶「リスト」の漢字を一度ずつマスにあてはめて、クロスワードを完成させましょう。

リスト:
家 具 限 業 野 衛 道 用 胸 教
政 書 製 山 費 竜 化 活 人 連

89日 ひらがなでぐるぐるしりとり

月 日　　正答 ／37問　　答え→ P.138

▶ 右回りに読むと、□の字でしりとりになっています。空いているマスにあてはまるひらがなを、リストから選んで書きましょう。

※小さい「ょ」などは大きい「よ」として表示しています。解き方の例は12ページです。

1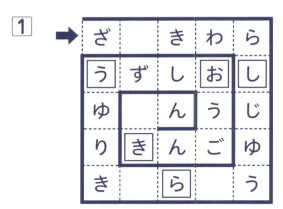

4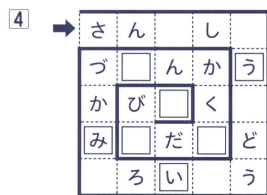

2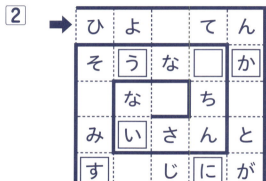

5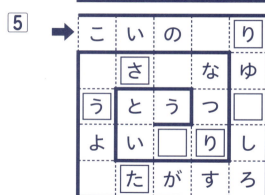

3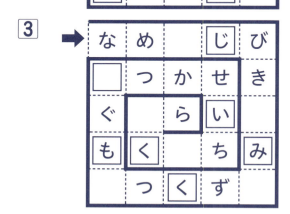

6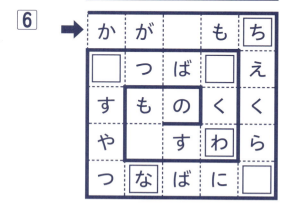

1～3のリスト： りんしかひじま みくれらあじぶ じうほ

4～6のリスト： みれいわきかぼ かよみかがきす ちじべういん

90日 四字熟語見つけた

▶「リスト」の漢字をマスにあてはめて、5つの四字熟語をつくりましょう。

1

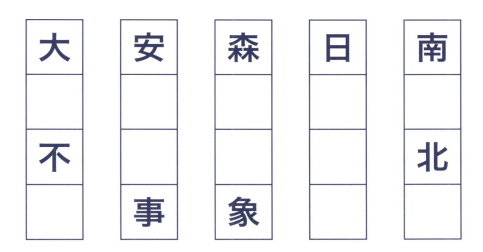

2

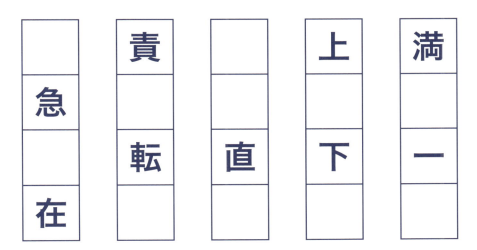

91日 そろばん計算パズル

※そろばんの見方は10ページ
答え→ P.139

正答 /9問

▶そろばんの絵を見て、計算の答えを数字で書きましょう。数字をメモして計算してもOKです。

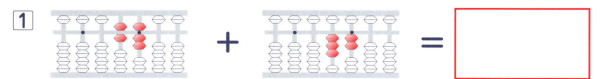
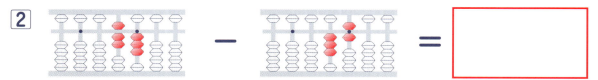
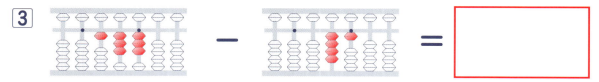
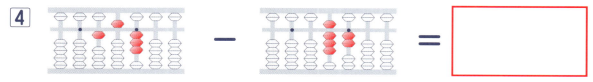
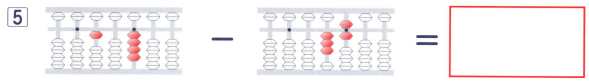
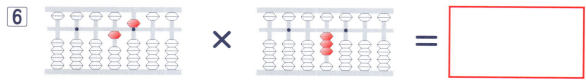
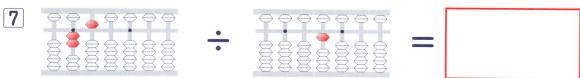
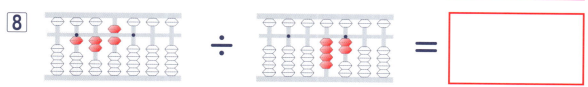
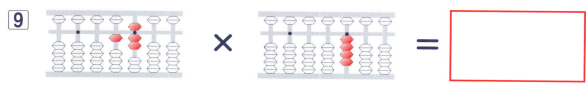

92日 隠し窓から四字熟語／スケルトン

正答 ／6問　／11問
答え→P.139

隠し窓 ▶ 隠れている四字熟語を答えましょう。文字の順序がばらばらなものもありますので、正しい順序で書きましょう。

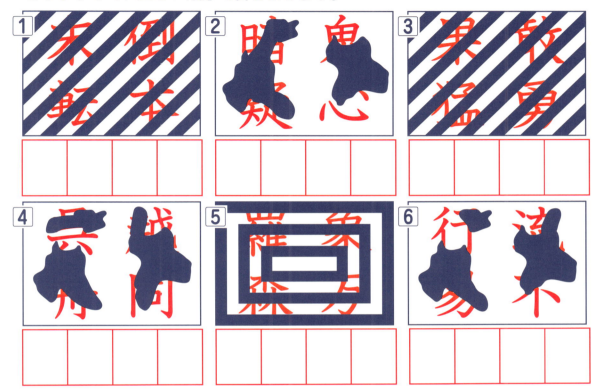

スケルトン ▶ 「リスト」の文字数をヒントに、マスに言葉を書き入れましょう。

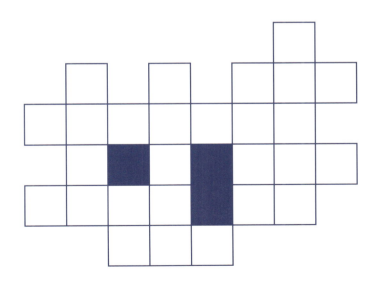

リスト

◆2文字
オヤ　ビル

◆3文字
ウシロ　トカイ　ルイジ

◆4文字
サッカー　サービス
トビウオ

◆5文字
キカンシャ　ジュクスイ

◆7文字
フツウユウビン

93日 花たし算

▶ 1本あたりの値段をもとに、合計額を答えましょう。メモして計算しても OK です。

《1本あたり》
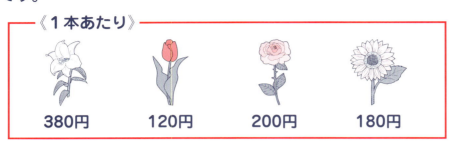
380円　120円　200円　180円

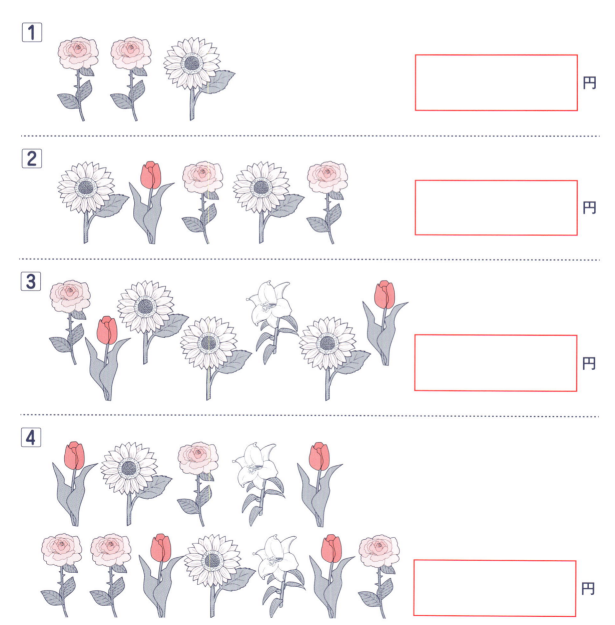

94日 数字絵まちがい探し

▶下の数字絵には、上と違っているところがあります。下の絵の間違いに〇をつけましょう。間違いの数字1つずつについて1か所として数えてください。

正 いろは

間違い **8か所**

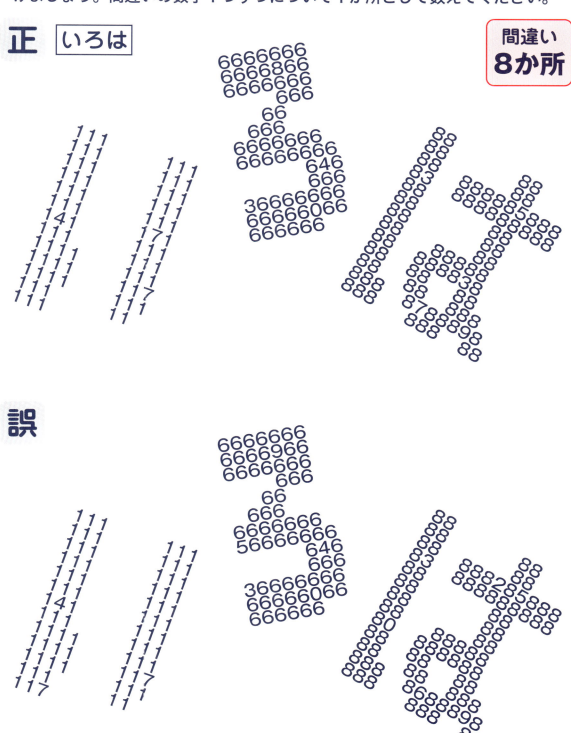

95日 お魚たし算、多い方はどっち？

▶ 1匹あたり、大きい魚（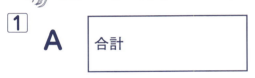）は「9」、小さい魚（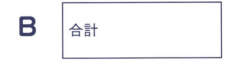）は「6」、クラゲ（ ）は「4」です。AとB、それぞれの合計を計算し、多い方を答えましょう。

① A 合計　　　　B 合計

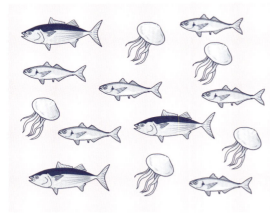 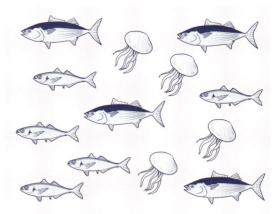

多い方 □

② A 合計　　　　B 合計

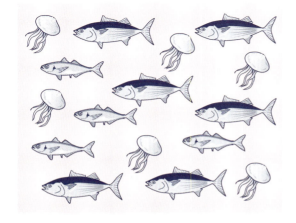 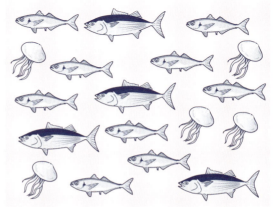

多い方 □

96日 天びんパズル

▶おもりの中の数字は、重さを表しています。同じ重さでつり合うように、おもりの中から数字を選び、すべての□に書きましょう。

1
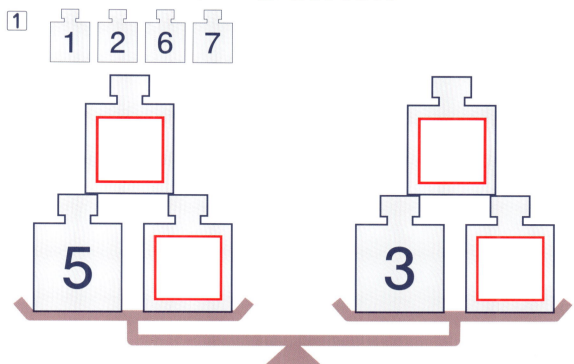

2
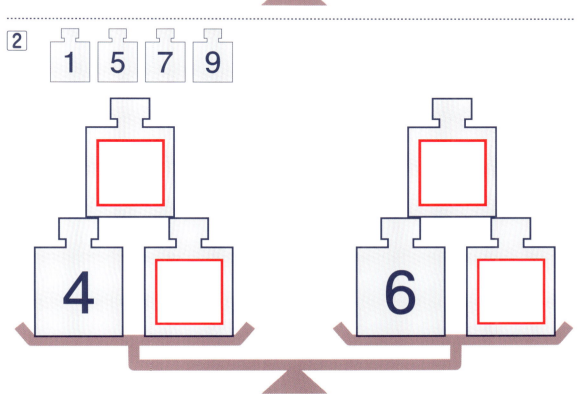

97日 トランプたし算

▶トランプのマークごとにすべてのカード番号を足しましょう。
A = 1、J = 11、Q = 12、K = 13 です。

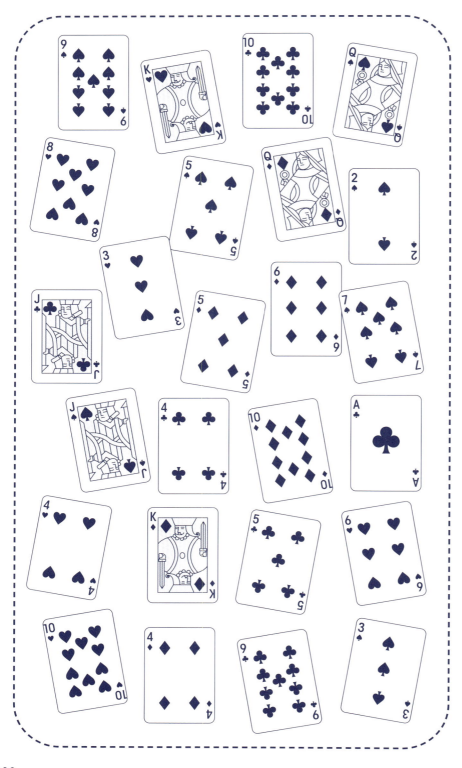

♠の数の合計

♥の数の合計

♣の数の合計

♦の数の合計

98日 ものの名前しりとり迷路

正答 /14問
答え→P.140

▶ものの名前でしりとりをしながら、スタートからゴールまで進みましょう。ただし、ナナメには進めません。また、言葉の途中で曲がることがあります。

※小さい「っ」などは大きい「つ」として表示しています。

スタート

は	ね	べ	ち	ざ	ば	ち	ず	さ	え
ぶ	く	な	き	ぎ	よ	を	ち	よ	う
ら	ち	ん	き	ん	て	に	し	ぬ	ち
し	ん	て	う	あ	の	し	む	ご	わ
ゆ	ぶ	ん	ご	ぎ	る	め	こ	づ	め
け	ん	し	ゆ	つ	ね	が	よ	る	た
て	ば	つ	れ	く	つ	わ	ら	く	じ
み	う	な	す	も	ね	り	か	り	し
て	ど	ど	た	ら	ん	き	た	た	や
ぷ	ゆ	け	い	ん	く	つ	し	ま	く

ゴール

99日 地図間違い探し

▶ 下の地図には10か所、上と異なる部分があります。それを探して○で囲みましょう。

間違い 10か所

正

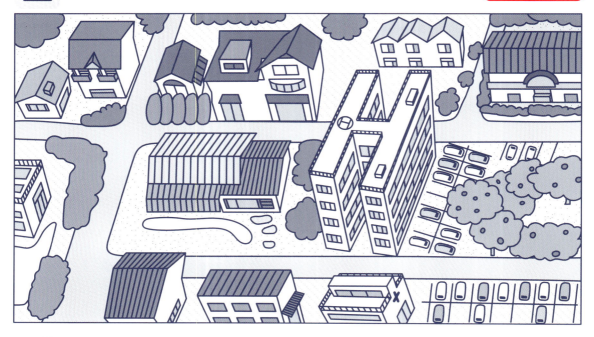

誤

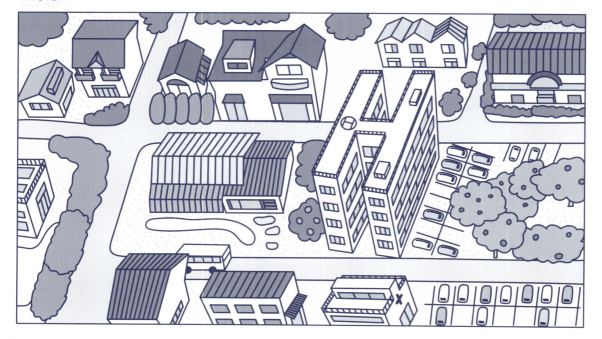

100日 2字熟語をつくろう

正答 ／6問
答え→ P.140

▶ 周りにある5つの漢字と組み合わせて熟語となる共通の漢字1字を、真ん中の◎に書きましょう。熟語によって中から外へ、外から中へ読むものがあります。

※解き方の例は11ページです。

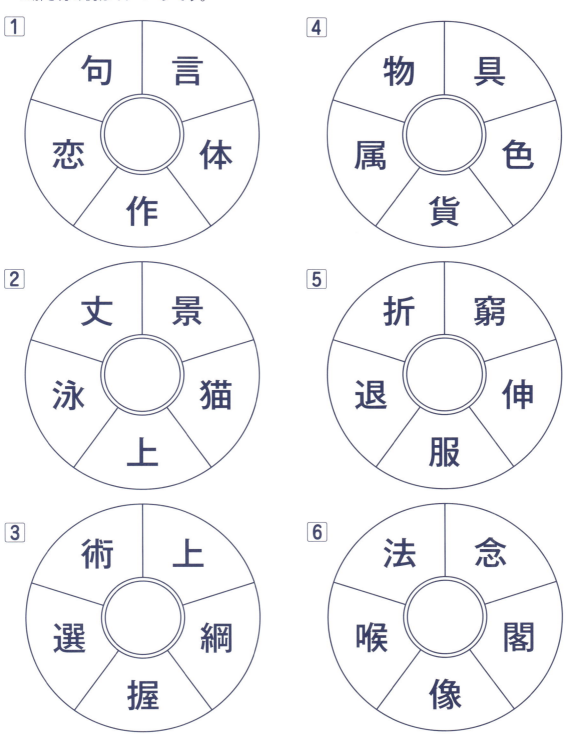

101 イラスト間違い探し

正答 /9問
答え→ P.140

▶ 下の絵には9か所、上と異なる部分があります。それを探して○で囲みましょう。

間違い **9か所**

正

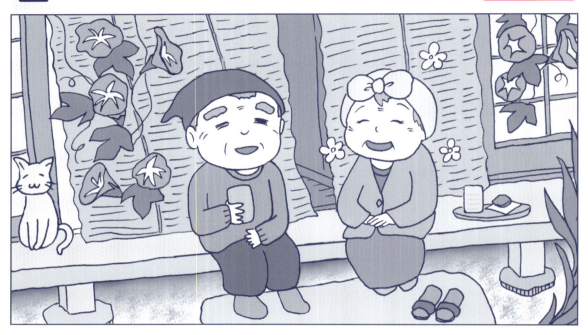

誤

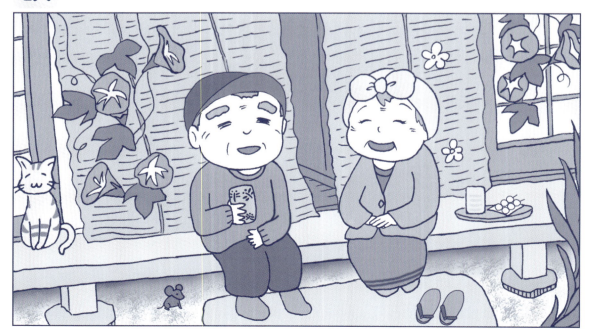

102 慣用句カードパズル

▶カードに書かれた文字を組み合わせて、慣用句を2つずつつくりましょう。

1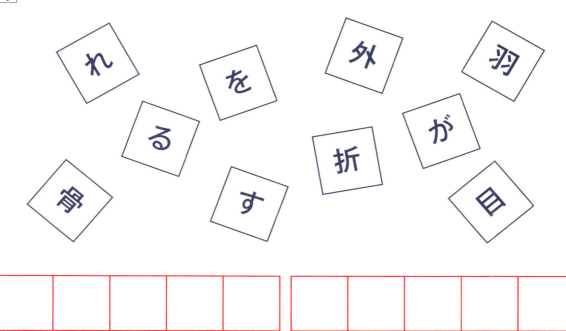

2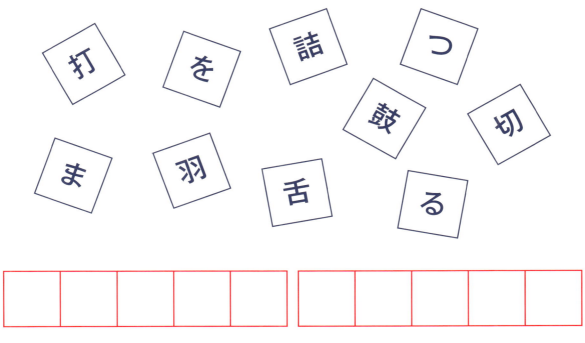

103日 お金パズル

▶ イラストを見て、合計額を答えましょう。メモして計算しても OK です。

1

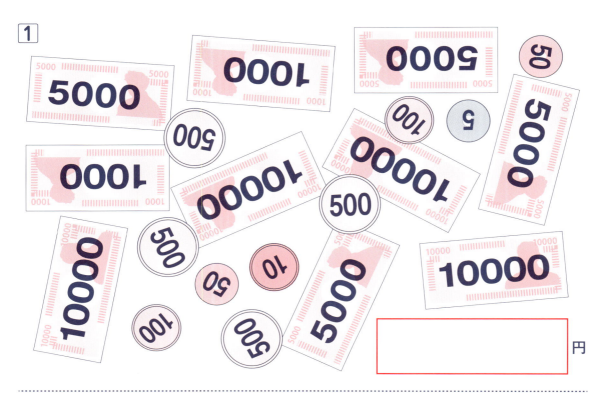

　　円

2

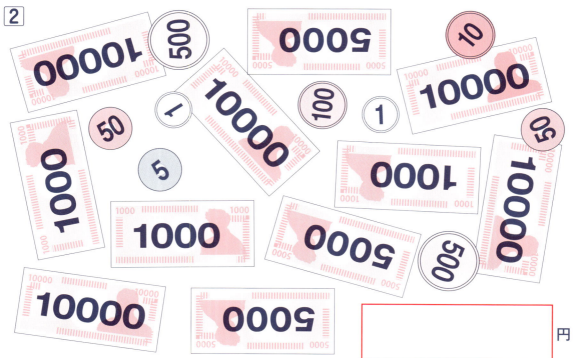

　　円

104日 同じもの探し

▶見本の絵と同じ絵を、下の中から1つ探して記号で答えましょう。

見本

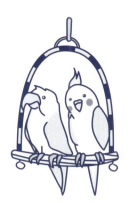

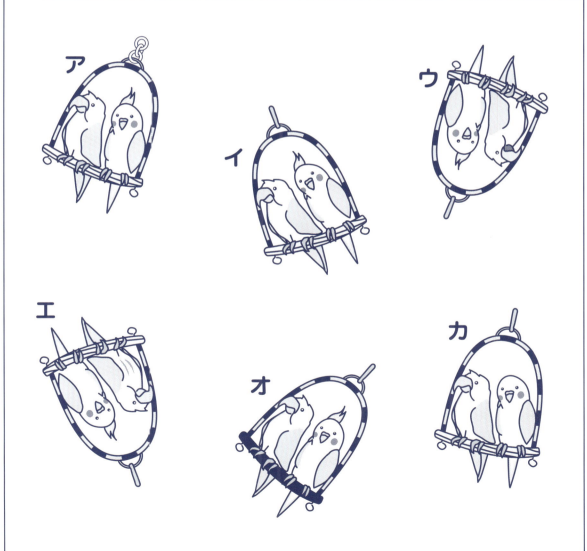

105日 野菜たし算

▶ 1個あたりの値段をもとに、合計額を答えましょう。メモして計算してもOKです。

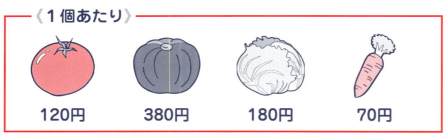

《1個あたり》
- 120円
- 380円
- 180円
- 70円

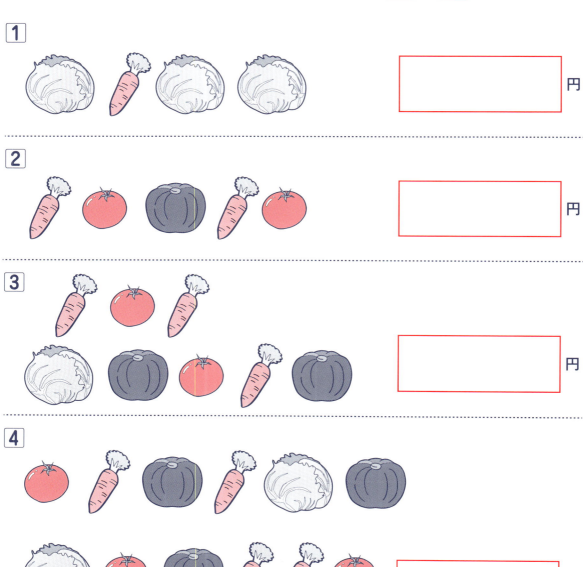

1. ___ 円

2. ___ 円

3. ___ 円

4. ___ 円

106日 四字熟語シークワーズ

正答 /17問
答え→ P.141

▶ リストの言葉をタテ・ヨコ・ナナメの8方向から探して、「一期一会」のように線を引きましょう。その後、つかわずに残った文字をつかって、四字熟語をつくりましょう。

一	石	二	鳥	大	正	明	公
期	転	暗	中	模	索	天	平
一	安	一	三	温	故	下	無
会	森	心	機	位	知	泰	私
千	羅	深	立	心	一	平	後
差	万	謀	新	命	絶	体	絶
万	象	遠	正	方	行	品	前
別	分	慮	思	色	即	是	空

見つけた言葉には☑を入れましょう。

リスト
- ☐ 絶体絶命
- ☐ 一石二鳥
- ☐ 思慮分別
- ☐ 深謀遠慮
- ☐ 品行方正
- ☐ 心機一転
- ☐ 安心立命
- ☐ 三位一体
- ☐ 暗中模索
- ☐ 公明正大
- ☐ 空前絶後
- ☐ 天下泰平
- ☐ 色即是空
- ☐ 森羅万象
- ☐ 公平無私
- ☐ 千差万別

※ 言葉は右から左、下から上につながることもあります。また、1つの文字を複数の言葉で共有することもあります。

できた四字熟語

107日 イラスト仲間はずれパズル

▶次の絵の中に、1つだけ違うものがあります。それを探し、〇で囲みましょう。

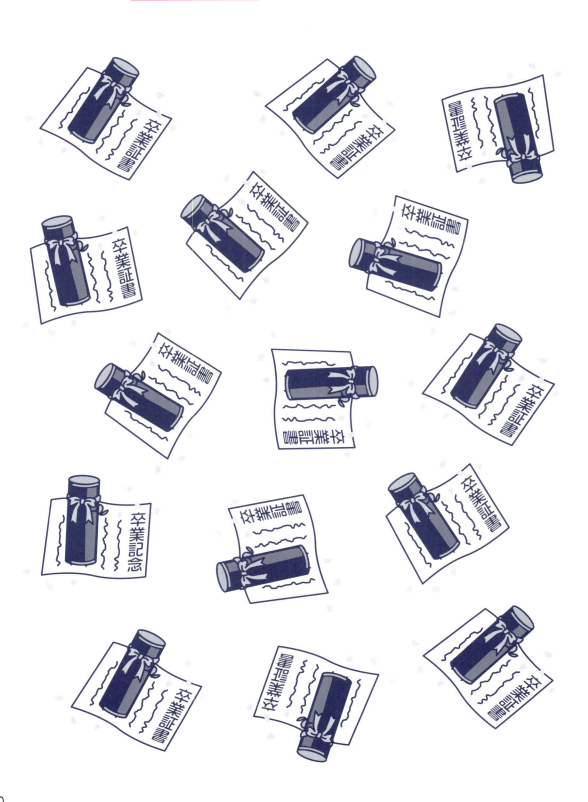

108日 漢字つめクロスワード

▶「リスト」の漢字を一度ずつマスにあてはめて、クロスワードを完成させましょう。

正答 ／20問
答え→P.141

三		四		■		際	
■	冷	■	情		家	■	間
		悪	■	帯	■	意	
匠	■		才			気	■
		候	■	現	■		
	運	■	浮	世	絵	■	裏
動	■	外		■		本	
		油	■		暗	■	体

リスト

人　味　日　温　地　地　産　記　国　気
熱　一　天　表　国　遊　根　寒　不　意

109日 3文字言葉しりとり迷路

正答 /25問
答え→ P.142

▶ 3文字の言葉でしりとりをしながら、スタートからゴールまで進みましょう。ただし、ナナメには進めません。また、言葉の途中で曲がることがあります。

※小さい「っ」などは大きい「つ」として表示しています。

スタート

ゆ	う	ひ	つ	む	か	あ	お	か	り
と	い	か	げ	ー	し	ご	と	り	ん
わ	や	み	こ	あ	ほ	も	ぬ	え	ぞ
ひ	き	え	り	ろ	い	け	え	ん	う
い	つ	て	ー	し	ざ	ず	い	か	ろ
に	え	が	す	め	ね	し	く	ぞ	ー
た	か	み	た	ご	ぼ	が	ん	う	ご
ん	ぼ	し	ふ	わ	う	き	こ	け	し
る	ー	と	う	そ	き	た	ん	ろ	ぐ
に	ぜ	よ	も	あ	わ	か	め	い	れ

ゴール

110日 四字熟語見つけた

正答 ／22問
答え→P.142

▶「リスト」の漢字をマスにあてはめて、5つの四字熟語をつくりましょう。

1

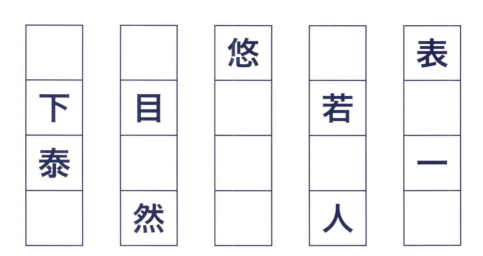

1のリスト: 平　無　瞭　適　天　裏　傍　一　悠　体　自

2

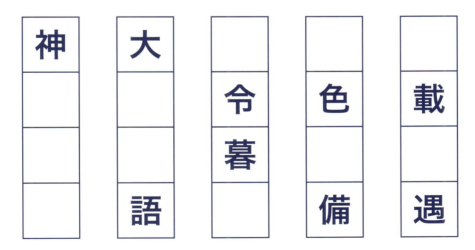

2のリスト: 改　鬼　出　朝　千　没　一　兼　壮　才　言

111日 ひらがなでぐるぐるしりとり

正答 /35問
答え→ P.142

▶ 右回りに読むと、□の字でしりとりになっています。空いているマスにあてはまるひらがなを、リストから選んで書きましょう。

※小さい「ょ」などは大きい「よ」として表示しています。解き方の例は 12 ページです。

1
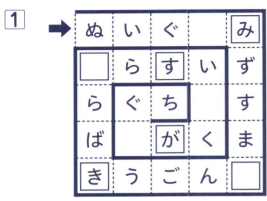

2
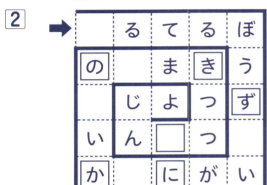

4
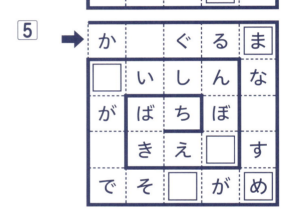

3
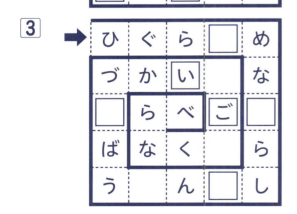

5
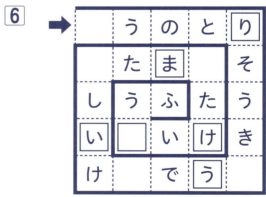

6

1～3のリスト：しまてわこもき　しるわつべとな　りしもぼ

4～6のリスト：ゆるこなざくむ　あくみうよっと　わどん

112日 フルーツたし算、多いものはどれ？

正答 /5問　答え→P.142

▶ 1個あたり、リンゴ（🍎）は「11」、ミカン（🍊）は「9」、イチゴ（🍓）は「7」。A、B、C、D、それぞれの合計を計算し、最も多いものを答えましょう。

A 合計 ☐

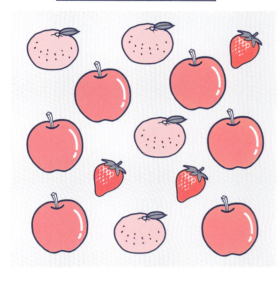

B 合計 ☐

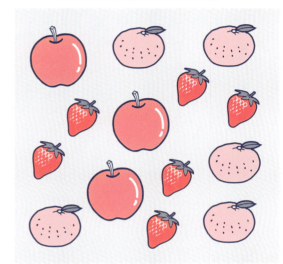

C 合計 ☐

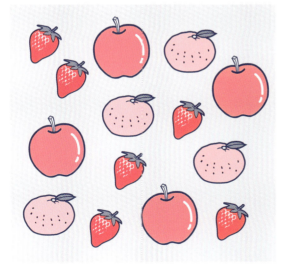

D 合計 ☐

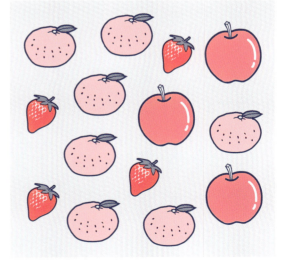

最も多いもの ☐

113日 数字絵まちがい探し

▶下の数字絵には、上と違っているところがあります。下の絵の間違いに〇をつけましょう。間違いの数字1つずつについて1か所として数えてください。

正答　/8問
答え→P.142

正　カタツムリ

間違い **8か所**

誤

114日 地図間違い探し

▶ 下の地図には7か所、上と異なる部分があります。それを探して〇で囲みましょう。

間違い **7か所**

正

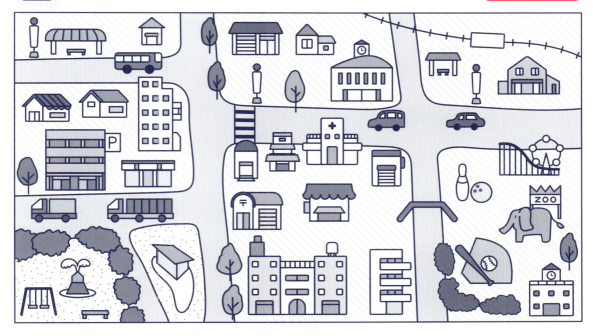

誤

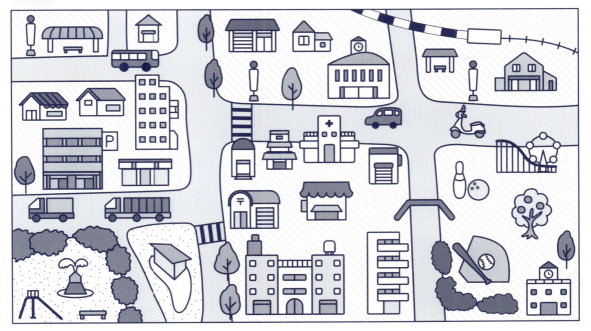

115日 漢字仲間はずれクイズ

▶次の漢字は、「人の行動」を表す漢字です。この中に仲間はずれの漢字が4つあります。その漢字を答えましょう。

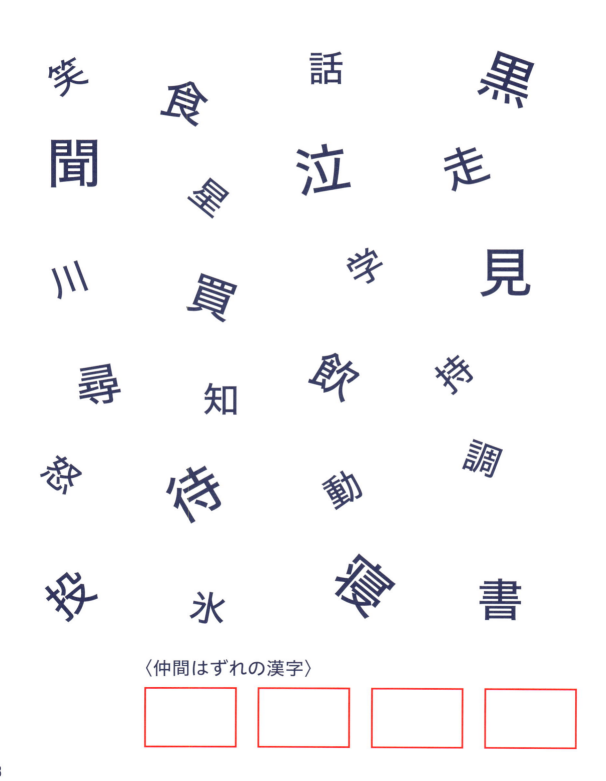

〈仲間はずれの漢字〉

月　　日

116日 漢字絵まちがい探し

正答　　／7問

答え→P.143

▶漢字で「チューリップ」がつくられています。この中に、周囲とちがう漢字が7つまざっていますので、それを探し、○で囲みましょう。

間違い 7か所

　　　　　　　　　　蝶
　　　　　　　　　蝶蝶　　　　　　　　　　　　　　蝶
　　　　　　　　蝶蝶蝶　　　　　　　　　　　　　　蝶蝶
　　　　　　　　　　　蝶蝶蝶　　　　　　　　　　　蝶蝶蝶
　　　飛飛飛　飛飛　　蝶蝶　　　　　　　　　蝶蝶蝶　　　　　　　飛飛
　　　　　飛飛飛　　　蝶　　　　　　　　　　　蝶葉　　飛飛　　飛
　　　　　　　　　　　　　　　　　　　　　　　　蝶　　　　飛飛

　　　赤　赤赤　赤　　　　　　　白　白白　白　　　　　　　黄　黄黄　黄
　　　赤　赤赤　赤　　　　　　　白　白白　白　　　　　　　黄　黄黄　黄
　　赤赤　赤赤　赤赤　　　　　白白　白白　白白　　　　　黄黄　黄黄　黄黄
　赤赤赤赤赤赤赤赤赤赤　　　白白白白白白白白白白　　　黄黄黄黄黄黄黄黄黄黄
赤赤赤赤赤赤赤赤赤赤赤赤　白白白白白白白白白白白白　黄黄黄黄黄黄黄黄黄黄黄黄
赤赤赤赤赤赤赤赤赤赤赤赤　白白白日白白白白白白白白　黄黄黄黄黄黄黄黄黄黄黄黄
赤赤赤赤赤赤赤赤赤赤赤赤　白白白白白白白白白白白白　黄黄黄黄黄黄黄黄黄黄黄黄
赤赤赤赤赤赤赤赤赤赤赤赤　白白白白白白白白白白白白　黄黄黄黄黄黄黄黄黄黄黄黄
赤赤赤赤赤赤赤赤赤赤赤赤　白白白白白白白白白白白白　黄黄黄黄黄黄黄黄黄黄黄黄
赤赤赤赤赤赤赤赤赤赤赤赤　白白白白白白白白白白白白　黄黄黄黄黄黄黄黄茶黄黄黄
赤赤赤赤赤赤赤赤赤赤赤赤　白白白白白白白白白白白白　黄黄黄黄黄黄黄黄黄黄黄黄
　赤赤小赤赤赤赤赤赤赤赤　　白白白白白白白白白白白　　黄黄黄黄黄黄黄黄黄黄黄
　赤赤赤赤赤赤赤赤赤赤　　　白白白白白白白白白白　　　黄黄黄黄黄黄黄黄黄黄
　　赤赤赤赤赤赤赤赤　　　　　白白白白白白白白　　　　　黄黄黄黄黄黄黄黄
　　　　　茎茎　　　　　　　　　　　茎茎　　　　　　　　　　　茎茎
　　　　　茎茎　　　　　　　　　　　茎茎　　　　　　　　　　　茎茎
　　　　　茎茎　　葉葉葉　　　　　　茎茎　　葉葉葉　　　　　　茎茎　　葉葉葉
葉　　　　茎茎　葉葉葉　　葉　　　　茎茎　葉葉葉　　葉　　　　茎茎　葉葉葉
　葉葉　　塁茎　葉葉　　　　葉葉　　茎茎　葉葉　　　　葉葉　　茎茎　葉葉
　葉葉葉　茎茎葉葉葉　　　　葉葉葉　茎茎葉葉葉　　　　葉葉葉　茎茎葉葉葉
　葉葉葉葉茎　葉葉葉　　　　葉葉葉葉茎　葉葉葉　　　　葉実葉葉茎　葉葉葉
　　葉葉葉　葉葉葉　　　　　　葉葉葉　葉葉葉　　　　　　葉葉葉　葉葉葉
　　葉葉葉葉葉葉葉　　　　　　葉葉葉葉葉葉葉　　　　　　葉葉葉葉葉葉葉
　　葉葉葉葉葉葉葉　　　　　　葉葉葉葉葉葉葉　　　　　　葉葉葉葉葉葉葉
　　　葉葉葉葉葉　　　　　　　　葉葉葉葉葉　　　　　　　　葉葉葉葉葉
　　　　葉葉葉葉　　　　　　　　　葉葉余葉　　　　　　　　　葉葉葉葉
　　　　葉葉葉葉　　　　　　　　　葉葉葉葉　　　　　　　　　葉葉葉葉
　　　　葉葉葉　　　　　　　　　　葉葉葉　　　　　　　　　　葉葉葉
　　　　葉葉葉　　　　　　　　　　葉葉葉　　　　　　　　　　葉葉葉
　　　　葉葉葉　　　　　　　　　　葉葉葉　　　　　　　　　　葉葉葉
　　　　葉葉葉　　　　　　　　　　葉葉葉　　　　　　　　　　葉葉葉

117 天びんパズル

▶おもりの中の数字は、重さを表しています。同じ重さでつり合うように、おもりの中から数字を選び、すべての□に書きましょう。

1
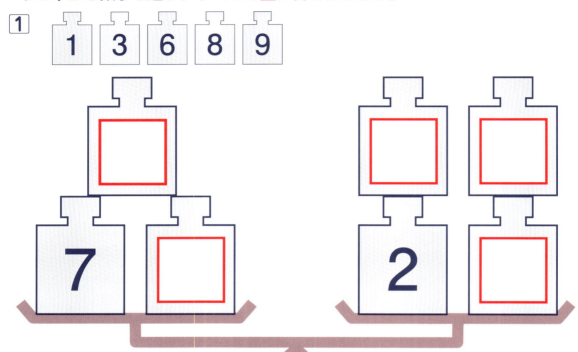

2
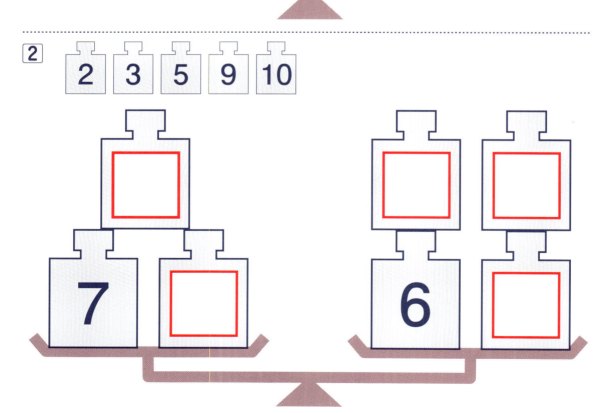

118日 隠し窓から四字熟語／スケルトン

正答　／6問　／12問
答え→ P.143

隠し窓 ▶ 隠れている四字熟語を答えましょう。文字の順序がばらばらなものもありますので、正しい順序で書きましょう。

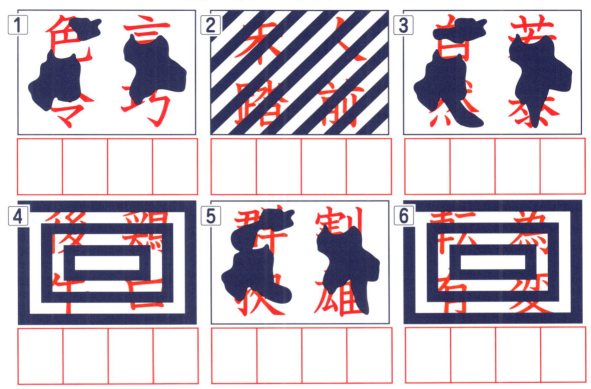

スケルトン ▶ 「リスト」の文字数をヒントに、マスに言葉を書き入れましょう。

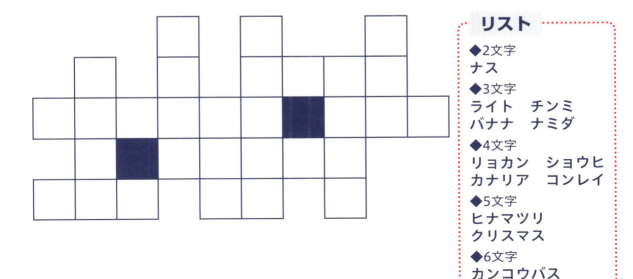

リスト

◆2文字
ナス

◆3文字
ライト　チンミ
バナナ　ナミダ

◆4文字
リョカン　ショウヒ
カナリア　コンレイ

◆5文字
ヒナマツリ
クリスマス

◆6文字
カンコウバス

119日 イラスト間違い探し

正答 ／10問
答え→ P.143

▶下の絵には10か所、上と異なる部分があります。それを探して〇で囲みましょう。

間違い **10か所**

正

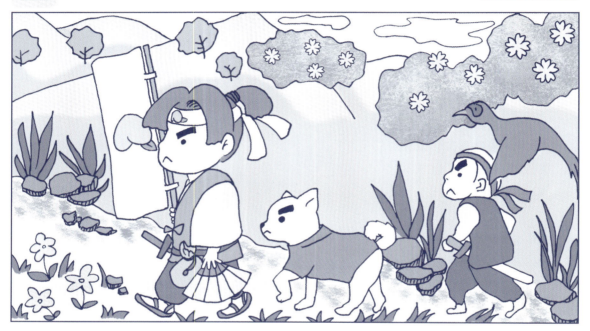

誤

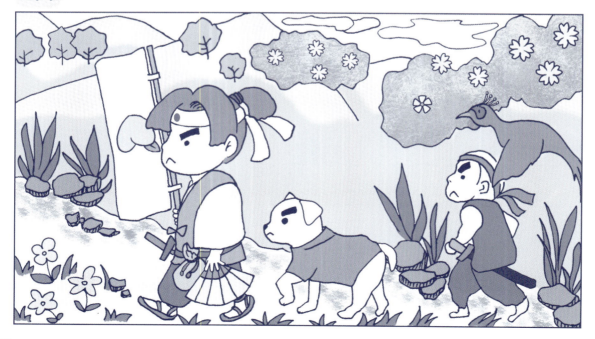

120日 花たし算

▶ 1本あたりの値段をもとに、合計額を答えましょう。メモして計算しても OK です。

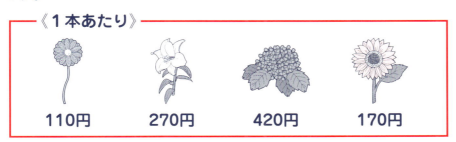

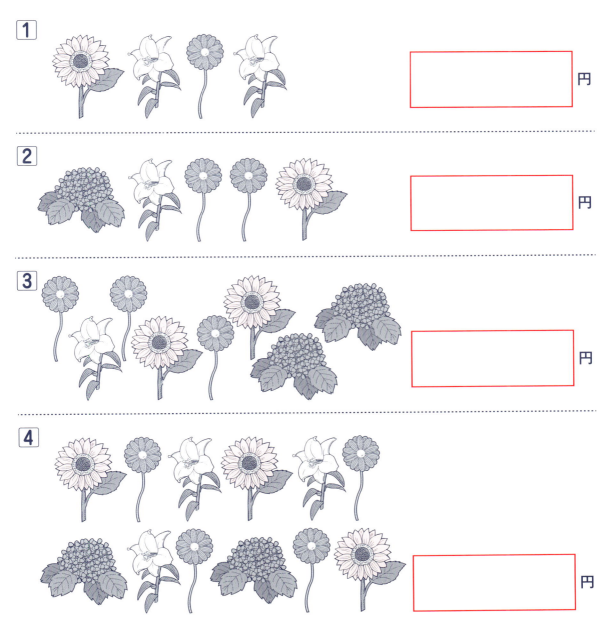

解答

1日 エ

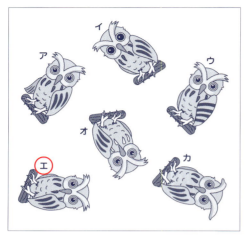

2日
① A **11**　B **12**
　多い方　**B**

② A **16**　B **17**
　多い方　**B**

3日

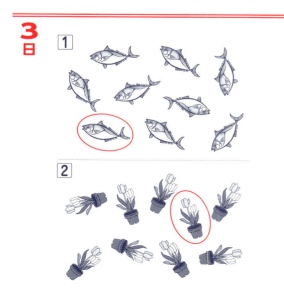

4日

①
| 汚名返上 | 行雲流水 | 異口同音 | 白日昇天 | 右往左往 |

②
| 二束三文 | 明鏡止水 | 開口一番 | 花鳥風月 | 公明正大 |

5日

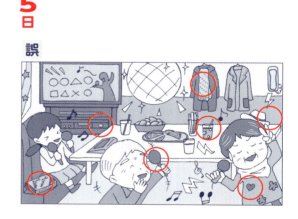

6日 机・校・械・村（順不同）

7日
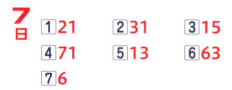

1. 21　2. 31　3. 15
4. 71　5. 13　6. 63
7. 6

10日
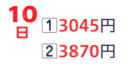

1. 3045円
2. 3870円

8日
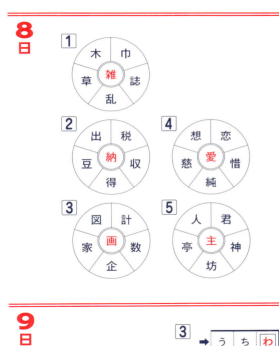

11日
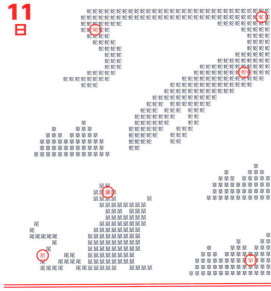

9日
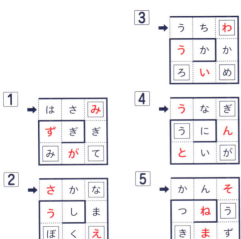

12日
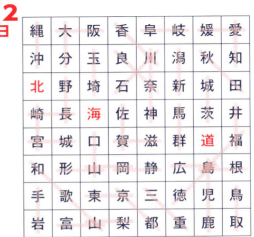

できた都道府県　**北海道**

13日

[1] 口車に乗る・食指が動く（順不同）

[2] 煙に巻く・終止符を打つ

14日

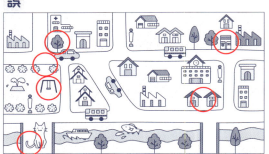

15日

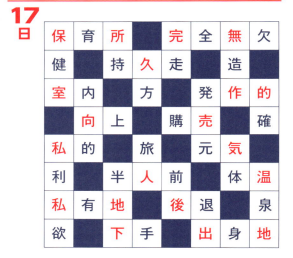

16日

[1] 160円　[2] 330円
[3] 460円　[4] 570円

17日

保	育	所		完	全	無	欠
健		持	久	走		造	
室	内		方		発	作	的
	向	上		購	売		確
私		的		旅		元	気
利		半	人	前		体	温
私	有	地		後	退		泉
欲		下	手		出	身	地

18日

[1] 14000円
[2] 15670円

19日

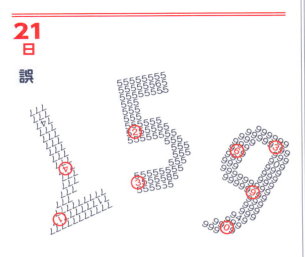

20日

滴・朝・泡・魚（順不同）

21日

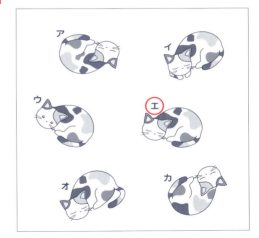

22日

1 一期一会　自給自足　直立不動　貨物列車　枝葉末節

2 前途多難　中性洗剤　複雑怪奇　品種改良　言語道断

23日

エ

24日

1 ♠の数の合計 9
　 ♥の数の合計 12
　 ♣の数の合計 16
　 ◆の数の合計 27

2 ♠の数の合計 21
　 ♥の数の合計 28
　 ♣の数の合計 19
　 ◆の数の合計 14

25日

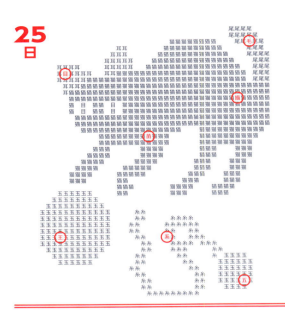

26日

カ	メ	ル	ー	ン	イ	ペ	ス
リ	ト	ア	ニ	ア	オ	ル	ラ
メ	キ	シ	コ	ン	ゴ	ド	バ
ア	リ	タ	イ	ン	ア	ア	ヌ
ニ	フ	ラ	ン	ス	ビ	ク	ア
マ	ア	ニ	ギ	ダ	ミ	エ	ツ
ー	ギ	ル	ベ	ト	ナ	ム	イ
ル	キ	フ	ィ	ン	ラ	ン	ド

できた国名　**オランダ**

27日

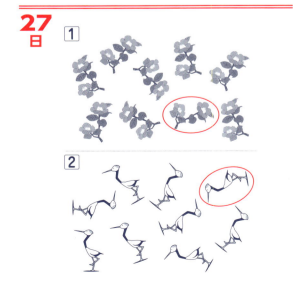

28日

1

破顔一笑	緊急停止	千客万来	万葉仮名	空前絶後

2

文武両道	無色透明	門戸開放	千変万化	取捨選択

29日

1　A **23**　　B **21**
　多い方　**A**

2　A **26**　　B **27**
　多い方　**B**

30日

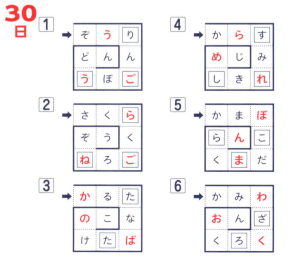

31日

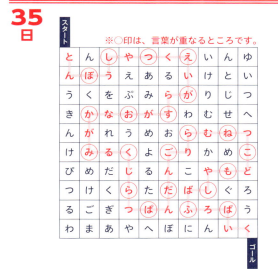

34日

1. 440円
2. 710円
3. 800円
4. 1000円

32日

33日

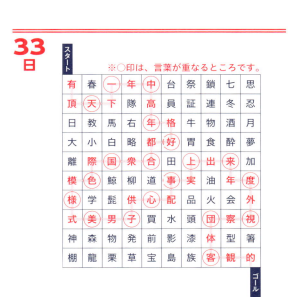

35日

36日

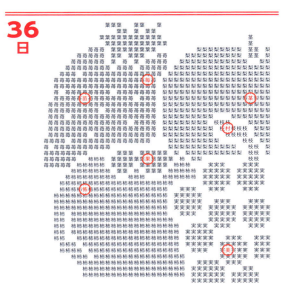

37日

1. ♠の数の合計 **29**
   ♥の数の合計 **18**
   ♣の数の合計 **29**
   ♦の数の合計 **30**

2. ♠の数の合計 **27**
   ♥の数の合計 **29**
   ♣の数の合計 **33**
   ♦の数の合計 **28**

38日

肥・虹・蜜・豊（順不同）

39日

1. A **34**　B **33**
   多い方　**A**

2. A **39**　B **38**
   多い方　**A**

40日

オ

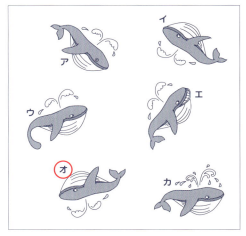

41日

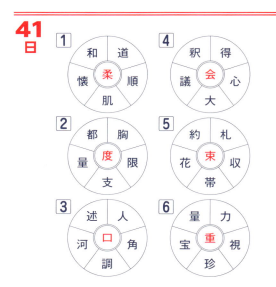

42日

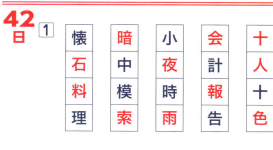

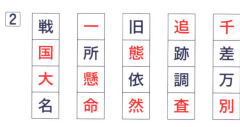

43日

誤

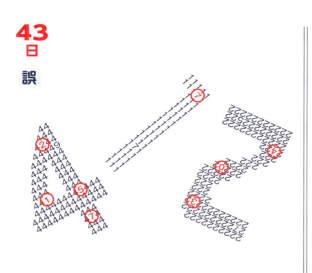

44日

① 23550円
② 25650円

45日

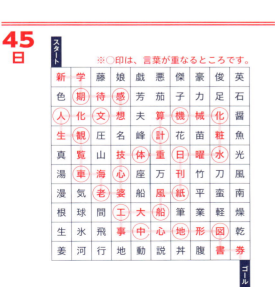

46日 それぞれの皿の数字は順不同

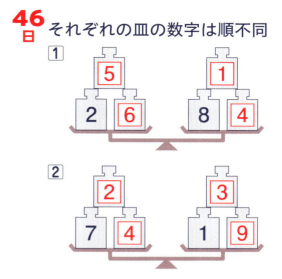

47日

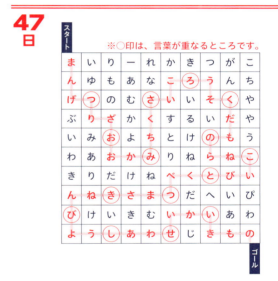

48日 イ

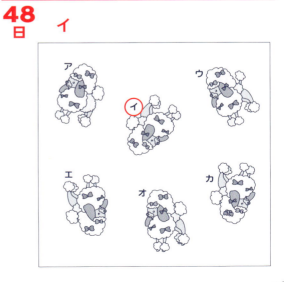

49日

高	学	歴		主	客	転	倒
配		代	理	人		校	
当	人		想		新	生	活
	気	分		根	幹		動
武	者		四		線	香	
者		立	方	体		水	洗
修	羅	場		力	作		濯
行		上	背		戦	闘	機

50日

[1] 武士の情け・額に汗する（順不同）

[2] 腕を磨く・一花咲かせる

51日

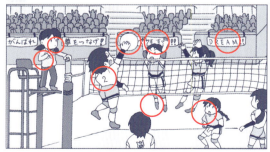

誤

52日

青	天	井	有	頂	居	丈	高
二	写	意	馬	仏	骨	雪	飛
才	義	真	次	面	頂	真	車
生	図	放	野	帳	皮	面	鉄
意	爺	好	好	几	眉	目	軍
気	生	味	事	月	唾	景	将
天	半	気	家	詩	物	風	冬
能	可	不	前	戸	江	殺	花

できた三字熟語　雪月花

53日

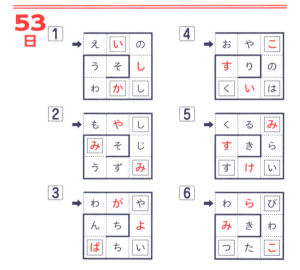

54日

[1]
天然資源／公平無私／紅白試合／百戦錬磨／電光石火

[2]
流言飛語／熟慮断行／有機野菜／雲散霧消／適材適所

55日

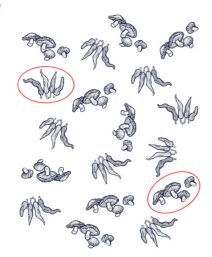

56日

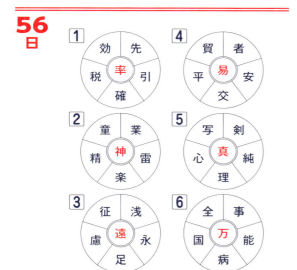

57日

1. 奇想天外
2. 公明正大
3. 日進月歩
4. 八方美人
5. 表裏一体
6. 一刀両断

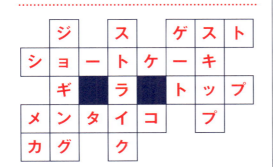

58日

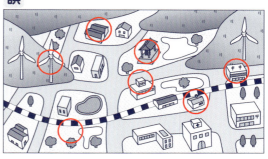

59日

1. 51
2. 38
3. 83
4. 42
5. 80
6. 19
7. 27
8. 144
9. 3

60日

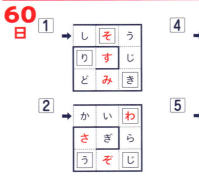

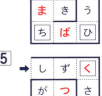

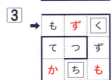

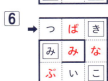

61日

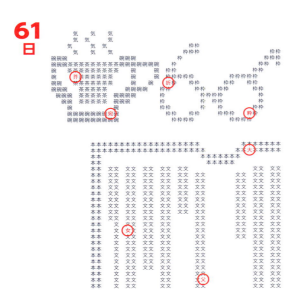

62日
- ♠の数の合計 35
- ♥の数の合計 41
- ♣の数の合計 43
- ♦の数の合計 41

63日
衣・輪・先・購（順不同）

64日
1. 34272円
2. 40240円

65日

ジ	ト	メ	ト	ル	グ	ー	ヨ
ン	ン	ア	リ	ゾ	ッ	ト	ケ
レ	ー	リ	ゼ	ン	メ	ー	ラ
オ	チ	ド	カ	ロ	キ	レ	ン
カ	レ	ー	ン	ラ	ン	コ	タ
ン	ン	ナ	ズ	ザ	タ	ヨ	リ
リ	モ	ツ	ー	ニ	ラ	チ	ポ
プ	レ	ッ	ツ	エ	ア	グ	ツ	ナ

できた食べ物　トンカツ

66日

大	同	団	結	■	和	洋	中
■	世	■	成	人	式	■	間
身	代	金	■	形	■	読	点
長	■	満	悦	■	文	書	■
■	■	本	家	■	産	■	家	内
大	人	■	実	業	家	■	憂
規	■	表	現	■	計	算	外
模	造	紙	■	帳	簿	■	患

67日

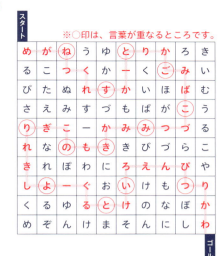

68日

1　頭角を現す・心に留める
（順不同）

2　腹を割る・根も葉もない

69日

1 380円　　2 550円
3 760円　　4 1310円

70日 それぞれの皿の数字は順不同

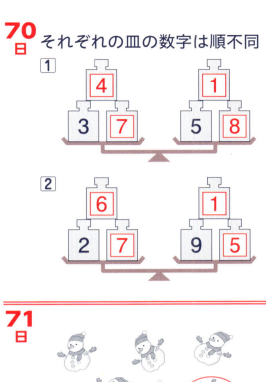

71日

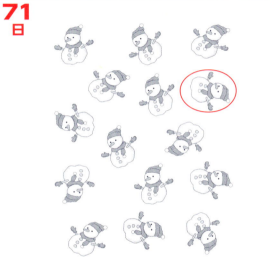

72日

誤

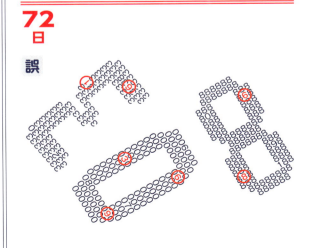

73日

1 A **39** B **40**
多い方 **B**

2 A **53** B **51**
多い方 **A**

76日

1 **52**　2 **27**　3 **121**
4 **32**　5 **189**　6 **125**
7 **133**　8 **43**　9 **182**

74日

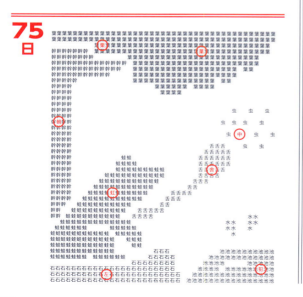

77日

1 心機一転　2 品行方正
3 社交辞令　4 反面教師
5 晴耕雨読　6 試行錯誤

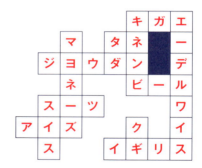

75日

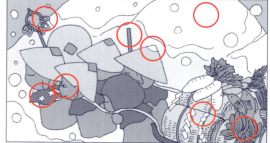

78日

79日
カ

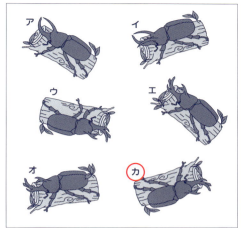

80日

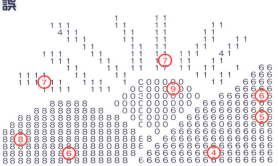

81日
誤

82日
1 理路整然　　2 喜色満面
3 四面楚歌　　4 全身全霊
5 同工異曲　　6 暗中模索

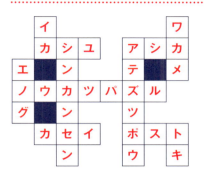

83日

ニ	ホ	ツ	キ	ヨ	ク	グ	マ
ワ	ホ	リ	シ	ラ	イ	オ	ン
ト	ン	ン	ラ	ペ	コ	ア	ト
リ	ナ	ア	ザ	ク	リ	シ	ヒ
シ	シ	カ	ア	ル	ダ	カ	ヒ
シ	マ	マ	イ	ペ	ン	ギ	ン
ノ	ラ	リ	ウ	ヨ	チ	ガ	バ
イ	タ	チ	ス	マ	イ	ル	カ

できた動物の名前　**コアラ**

84日
1　肩身が狭い・株を上げる
（順不同）

2　腰を抜かす・浮き足立つ
（順不同）

137

85日

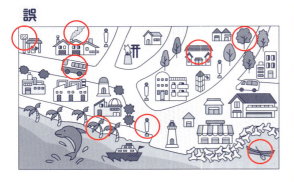

86日

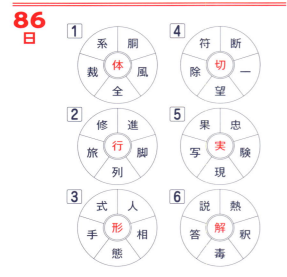

87日

1. 44320円
2. 49277円

88日

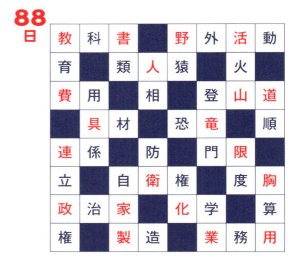

89日

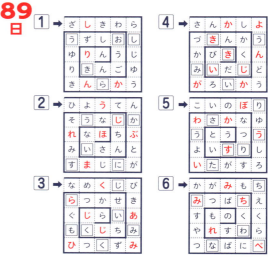

90日

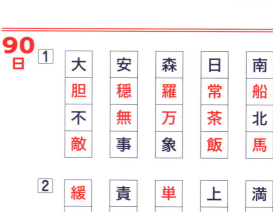

91日

1. 99
2. 37
3. 92
4. 71
5. 68
6. 450
7. 250
8. 30
9. 68

92日

1. 本末転倒
2. 疑心暗鬼
3. 勇猛果敢
4. 呉越同舟
5. 森羅万象
6. 不易流行

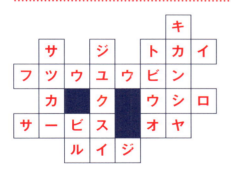

93日

1. 580円
2. 880円
3. 1360円
4. 2400円

94日

誤

95日

1. A 83　B 82　多い方　A
2. A 102　B 110　多い方　B

96日

それぞれの皿の数字は順不同

1. 左: 1, 5, 6 ／ 右: 2, 3, 7
2. 左: 5, 4, 7 ／ 右: 1, 6, 9

97日

- ♠の数の合計 49
- ♥の数の合計 44
- ♣の数の合計 40
- ♦の数の合計 50

98日

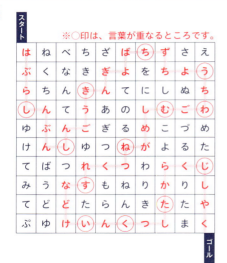

99日

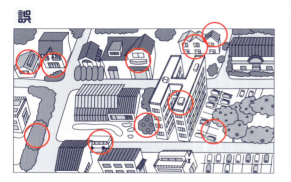

100日

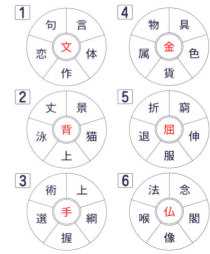

101日

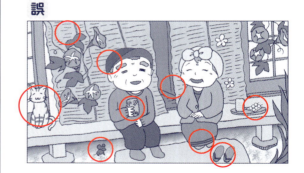

102日

1　羽目を外す・骨が折れる（順不同）

2　舌鼓を打つ・切羽詰まる（順不同）

103
1. 64315円
2. 69217円

104
イ

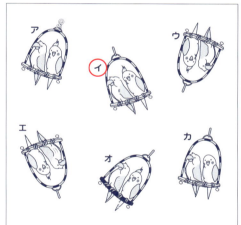

105
1. 610円
2. 760円
3. 1390円
4. 2140円

106

一	石	二	鳥	大	正	明	公
期	転	暗	中	模	索	天	平
一	安	一	三	温	故	下	無
会	森	心	機	位	知	泰	私
千	羅	深	立	心	一	平	後
差	万	謀	新	命	絶	体	絶
万	象	遠	正	方	行	品	前
別	分	慮	思	色	即	是	空

できた四字熟語　温故知新

107
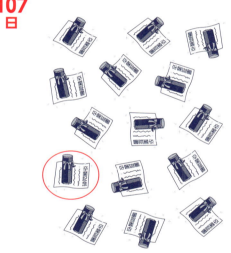

108

三	寒	四	温		国	際	人
	冷		情	熱	家		間
意	地	悪		帯		意	味
匠		天	才		根	気	
	気	候		現		地	表
不	運		浮	世	絵		裏
動		外	遊		日	本	一
産	油	国		暗	記		体

109日

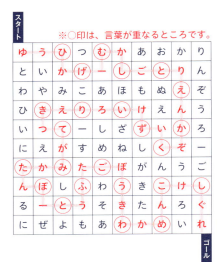

112日

1. A 123 B 120
   C 122 D 124

   最も多いもの　D

110日

1. 天下泰平 / 一目瞭然 / 悠悠自適 / 傍若無人 / 表裏一体

2. 神出鬼没 / 大言壮語 / 朝令暮改 / 才色兼備 / 千載一遇

113日

誤

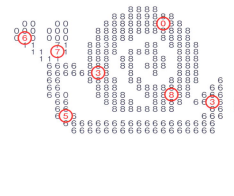

111日

1. → ぬいぐるみ / しらすいず / らぐちぼす / ばまがくま / きうごんし

2. → てるてるぼう / のりまきう / もじょわ / いんきつわ / かつにがい

3. → ひぐらしめ / づかいなな / こらべごわ / ばなくも / うとんべ

4. → はないちも / ようじゆん / まざんんめ / つりわじ / じくゆる

5. → かざるま / くいしんな / がばちう / んきえう / でそみがめ

6. → こうのとり / あたまつそ / しうふさ / いとい け / けどてよ

114日

誤

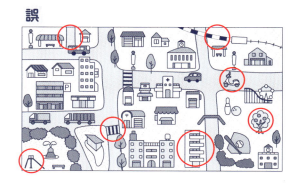

115
星・黒・氷・川（順不同）

118
1 巧言令色　 2 前人未踏
3 泰然自若　 4 鶏口牛後
5 群雄割拠　 6 有為転変

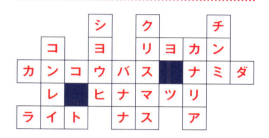

116
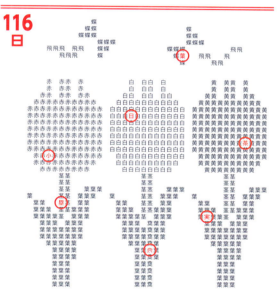

119
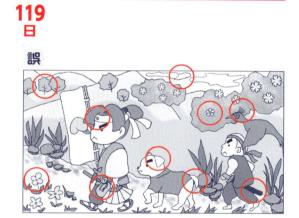

117
それぞれの皿の数字は順不同
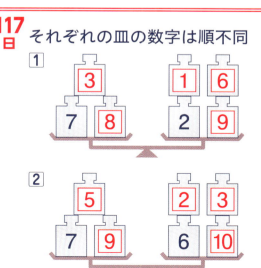

120
1 820円　 2 1080円
3 1780円　 4 2600円

川島隆太教授の健康パズル
おもしろ！脳活パズル１２０日

2019年 7 月 30 日　　第 1 刷発行
2020年 12 月 14 日　　第 8 刷発行

監修者	川島隆太
発行人	中村公則
編集人	滝口勝弘
編集長	古川英二
発行所	株式会社　学研プラス
	〒141-8415　東京都品川区西五反田 2-11-8
印刷所	中央精版印刷株式会社

STAFF　　編集制作　　株式会社 エディット
　　　　　　本文DTP　　株式会社 千里
　　　　　　校正　　　　奎文館

この本に関する各種お問い合わせ先
● 本の内容については　Tel 03-6431-1463（編集部直通）
● 在庫については　Tel 03-6431-1250（販売部直通）
● 不良品（落丁・乱丁）については　Tel 0570-000577
学研業務センター
〒354-0045　埼玉県入間郡三芳町上富 279-1

上記以外のお問い合わせは下記まで。
Tel 03-6431-1002（学研お客様センター）

©Gakken
本書の無断転載、複製、複写（コピー）、翻訳を禁じます。
本書を代行業者等の第三者に依頼してスキャンやデジタル化することは、たとえ個人や家庭内の利用であっても、著作権法上、認められておりません。

学研の書籍・雑誌についての新刊情報・詳細情報は、下記をご覧ください。
学研出版サイト　　https://hon.gakken.jp/